Carl-Auer

Jochen Peichl

Jenseits der therapeutischen Beziehung

Was wirkt in Hypnotherapie und hypnotherapeutischer Teiletherapie?

2023

Themenreihe »Hypnose und Hypnotherapie«
hrsg. von Bernhard Trenkle
Reihengestaltung: Uwe Göbel
Umschlaggestaltung: B. Charlotte Ulrich
Umschlagfoto: © Richard Fischer • www.richardfischer.org
Redaktion: Uli Wetz
Satz: Drißner-Design u. DTP, Meßstetten
Printed in Germany
Druck und Bindung: CPI books GmbH, Leck

MIX
Papier | Fördert gute Waldnutzung
FSC® C083411
www.fsc.org

CPI klimaneutral
Mehr Bäume.Weniger CO_2

Erste Auflage, 2023
ISBN 978-3-8497-0498-8 (Printausgabe)
ISBN 978-3-8497-8457-7 (ePUB)

Bibliografische Information der Deutschen Nationalbibliothek:
Die Deutsche Nationalbibliothek verzeichnet diese Publikation
in der Deutschen Nationalbibliografie; detaillierte bibliografische
Daten sind im Internet über http://dnb.d-nb.de abrufbar.

Informationen zu unserem gesamten Programm, unseren Autoren
und zum Verlag finden Sie unter: **https://www.carl-auer.de/**
Dort können Sie auch unseren Newsletter abonnieren.

Carl-Auer Verlag GmbH
Vangerowstraße 14 • 69115 Heidelberg
Tel. +49 6221 6438-0 • Fax +49 6221 6438-22
info@carl-auer.de

Inhalt

Einleitung

Vielleicht haben Sie ja gerade noch einmal den Titel dieses Buches gelesen und auf das Titelblatt geschaut, bevor Sie nun hier auf der Seite angekommen sind und haben gedacht: Was soll das sein: »hypnotherapeutische Teiletherapie«? Vermutlich können Sie etwas gedanklich mit »Teiletherapie« verbinden, haben eine Weiterbildung in Ego-State-Therapie oder Struktureller Dissoziations-Therapie gemacht oder einem anderen Teileverfahren und arbeiten damit in der psychotherapeutischen Praxis. Aber der von mir kreierte Oberbegriff »hypnotherapeutische Teiletherapie«? Eine erste Antwort darauf finden Sie in Abbildung 1.

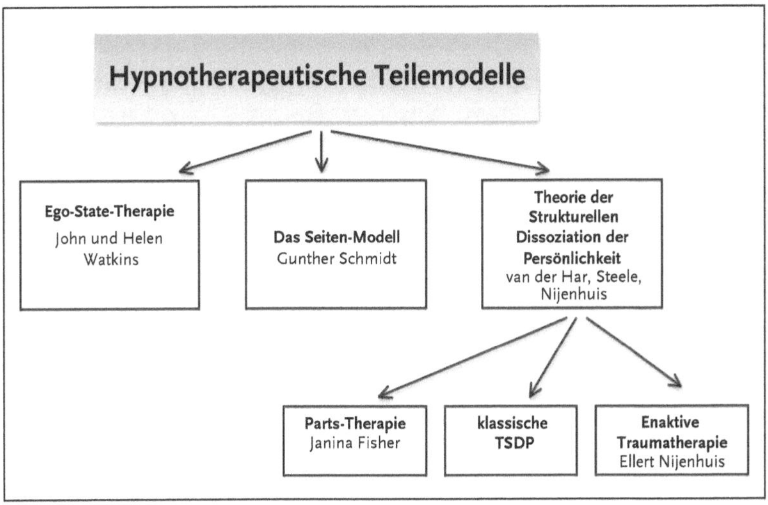

Abb. 1: Die Familie der hypnotherapeutischen Teilemodelle

Ich habe in meinem Buch *Ego-States, Seiten, Parts & Co.: Modelle der Teiletherapien* (2023) die in der Abbildung genannten Therapieschulen mit ihren unterschiedlichen und gemeinsamen Theorien und Konzepten vorgestellt und angemerkt, dass alle sich mehr oder weniger auf den Grundsatz der Multiplizität in Bezug auf die Persönlichkeit eines Menschen beziehen. Die einen bieten Erklärungsmodelle ausschließlich für den Bereich der Therapie mit Traumafolgestörungen (TSDP und Enaktive Therapie), die anderen, wie die Ego-State-Therapie, versuchen sich in einer grundsätzlichen Theorie der menschlichen Seele.

Wenn ich das ganze Feld, das ich in dem oben genannten Buch ausgemessen habe, noch einmal überblicke, dann lassen sich alle Theoriekonzepte einer großen Überschrift zuordnen: Sie sind alle Variationen von *hypnotherapeutischen Teilekonzepten* und bekennen sich auch explizit in ihren Therapiestrategien zum hypnotherapeutischen Ansatz und namentlich zu Milton Erickson.

Was ich aber in dem erwähnten Buch nicht weiter verfolgt habe, war die Frage nach den Wirkfaktoren, nach den allgemeinen und speziellen Wirkkonzepten, die bei diesem hypnotherapeutischen Teileansatz und den einzelnen Mitgliedern der Großfamilie eine Rolle spielt.

Warum mich das interessiert und mich veranlasst hatte, dieses vor Ihnen liegende Buch zu schreiben? Da gibt es zwei Antworten.

Zum einen hat mich auf die unschuldige Frage »Was wirkt eigentlich in der Psychotherapie?« die immer gleiche Antwort, es sei (nur) die »psychotherapeutische Beziehung«, zunehmend »genervt« – oder, *politically correct*: erstaunt. Vor allem mein psychoanalytischer Innenteil gab sich bis dato damit immer zufrieden – war diese Antwort doch unhinterfragter Konsens in der Community. Aber je mehr in den letzten Jahren mein hypnotherapeutischer »Ego-State« an Bedeutung gewann, desto lauter wurden die inneren Widersprüche: Da muss es doch noch mehr geben als *nur* Beziehung! Auf der Suche nach einer Antwort ließ mich die Lektüre der Fallgeschichten von Milton Erickson und Giorgio Nardone nicht mehr los, die mich anzog, aber auch mit ihren »skurrilen« Therapievorschlägen irgendwie erschreckten.

Und ein zweiter Punkt: Bei Short u. Weinspach (2007, S. 165) las ich ein Zitat, das Milton Erickson (laut Rossi 1986) zugeschrieben wird:

> »Die hypnotische Technik dient einzig und allein dazu, ein günstiges Setting zu kreieren, in dem es möglich wird, Klienten so zu instruieren, dass sie ihre eigenen Verhaltenspotenziale in vorteilhafter Weise nutzen können.«

Daraus lernte ich: Die Konstruktion eines Settings und die »Instruktion« des Klienten sind bedeutsam – sicher ist dafür die therapeutische Beziehung auch wichtig, aber es braucht für einen Erfolg wohl mehr als nur empathisches Begleiten. Spätestens 2018 bei dem Vortrag von Anne M. Lang bei der MEG-Jubiläums-Tagung über Milton Erickson als »Wirklichkeitserzeuger durch Kommunikation« begann sich auf meiner inneren Bühne ein zunehmend schärfer geführter Kampf um die Lufthoheit über »richtig« und »falsch« in der Therapeutenhaltung[1] abzuzeichnen. An folgender Fallgeschichte, die Anne Lang vortrug, schieden sich damals meine inneren Geister:

Die Zahnlücke

Eine 21-jährige Frau glaubte wegen ihrer Zahnlücke zwischen den Schneidezähnen keinen Mann finden zu können. Sie plante, sich deswegen zu suizidieren. Erickson stellte fest, dass einer ihrer Kollegen, den sie häufig am Trinkbrunnen im Büro traf, sich offensichtlich für sie interessierte. Als Hausaufgabe sollte sie üben, durch besagte Zahnlücke gezielt mit Wasser spritzen zu können. Schließlich motivierte Erickson die Klientin, den jungen Mann auf diese Weise gezielt anzuspritzen und dann wegzurennen. Der Mann verfolgte sie kurz und schoss am nächsten Tag mit einer Wasserpistole auf sie, lud sie zum Essen ein, und am Ende gründeten sie eine Familie.[2]

Sie werden jetzt vielleicht sagen, das ist ja noch harmlos, Erickson hat noch viel heftigere Interventionen gemacht, und dann folgt meist die spektakuläre Geschichte von dem Studentenpaar, das einnässte, nie darüber redete und von Erickson angewiesen wurde, abends ins Bett zu pinkeln und darin zu schlafen usw.

Ich finde, das mit der direkten Suggestion, dem posthypnotischen Auftrag und der Handlungsanweisung an den Klienten, das ist schon ein ehrenwertes Thema in der Hypnotherapie. Wer sich dafür interessiert, dem empfehle ich Giorgio Nardone und sein Buch über *Pirouetten im Supermarkt. Strategische Interventionen* (2007) und vor allem Gunther Schmidts Vorwort dazu. Schmidt fragt sich darin – und das kann er sich auch bei Erickson und seinen oft heroischen Fallgeschichten fragen –, warum tut Nardone das, was er tut, und wie wirkt das auf uns? Schmidt schreibt:

> »Bei vielen der hier beschriebenen Fallbeispiele wird man sich fragen, wie Giorgio Nardone KlientInnen dazu bringt, solch ungewöhnliche, teilweise völlig absurd erscheinende Interventionen umzusetzen. Es würde mich auch nicht verwundern, wenn sich manche LeserInnen

1 »Therapeut« und »Klient« werden von mir als Rollenbegriffe verwendet und können beiden Geschlechtern angehören.
2 Eine ausführliche Beschreibung des Falles findet sich Erickson 2018, S. 272 ff.

> irritiert zeigen und sein Vorgehen womöglich als manipulativ, zynisch, unempathisch bewerten und es als abwertend gegenüber den KlientInnen betrachten« (Nardone 2007, S. 9).

Genau – ehrlich gesagt, ging es mir genauso. Durch Schmidts Erklärungen und Rechtfertigungen für die Interventionen Nardones – »hilfreiche Täuschungsmanöver und Tricks etc.« (ebd.) – war ich dann irgendwie wieder eingefangen, und mein kluger Hypno-Anteil gab auf der inneren Bühne wieder den Ton an, und für die anderen Therapeuten-Anteile hieß es »Klappe halten«.

Aber in allen autoritären Regimen schwelen die Konflikte und Oppositionsstimmen im Untergrund weiter – so auch bei mir auf und hinter der Bühne. Ich beobachtete das innere Grummeln, und langsam stieg eine Frage aus dem Dunkel des Mittelhirns ins Licht des präfrontalen Denkhirns: Was wirkt denn da in der Psychotherapie überhaupt? Und vor allem jenseits der stereotypen Antwort: na klar, die therapeutische Beziehung.

Ich tat das einzig Richtige, was ich von Noni Höfner, geschätzter Kollegin von der »Provokativen Therapie«, gelernt hatte: Bei einer Tagung in den 90ern mit Frank Farrelly in Mannheim sagte sie über ihr persönliches Unwissen und ihre Unkenntnis zu einem Therapiethema: »Wenn man neugierig ist und von etwas noch nicht viel versteht, dann sollte man dazu ein Buch schreiben.«

Gesagt – getan: Das Ergebnis liegt vor Ihnen.

Was ich jetzt vor Ihnen ausbreiten werde, erhebt nicht den Anspruch, eine weitere akademische Arbeit zur Publikation in einem hoch angesehenen Journal zum Thema »Wirkfaktoren in der Psychotherapie« zu sein. Es ist meine persönliche Spurensuche und eine Auswahl der Wirkmechanismen, die ich neben der therapeutischen Beziehung für bedeutend halte.

Noch ein Satz in eigner Sache zum Thema »Teilekonzepte«

Vielleicht werden Sie bei der Lektüre bemerken, dass ich die Termini »Ego-State« und »Ego-State-Therapie« hier in diesem Buch versuche zu vermeiden, um Teile, Seiten der Persönlichkeit zu benennen – ich sage eher neutral »Teil« oder »Anteil«. Mit der Wortschöpfung »hypnotherapeutische Teiletherapie« wollte ich für mich einen Ort außerhalb der Denkschulen definieren, die in ihren Konzepten vom Gedanken der Multiplizität ausgehen, ohne mich auf eine Schulrichtung wie

Ego-State-Therapie, TSDP oder Enaktive Therapie festzulegen. Für meine Arbeit nutze ich von allem »das Beste« und kombiniere es pragmatisch. Ich kenne die Vorteile der einen Theorie und die Nachteile der anderen.

1 Die therapeutische Beziehung: Alles oder nichts oder ...?

Stichworte: Die moderne Psychotherapie beginnt mit dem »Reden über die verpönten Erlebnisse«, mit dem sogenannten »Aberzählen« der Anna O. Aber nicht nur Reden wurde wichtig, sondern auch die Möglichkeit einer korrigierenden, emotionalen Neuerfahrung, eines emotionalen Berührtseins. Im letzten Abschnitt geht es um Veränderung durch den Prozess der Rekonsolidierung des Gedächtnisses.

Lassen Sie mich mit einem kleinen Quiz beginnen. Ich zitiere Ihnen nun ein paar Zeilen aus einer berühmten Krankengeschichte und möchte Ihnen, liebe Leserin, lieber Leser, zwei Fragen stellen:

1) Können Sie erahnen, um wen und worum es da geht?
2) Wann, glauben Sie, hat das ganze »Privattheater« stattgefunden?

Hier das Zitat:

> »Es ist schwer, dem Ausdrucke aus dem Wege zu gehen, die Kranke sei in zwei Persönlichkeiten zerfallen, von denen die eine psychisch normal und die anderen geisteskrank war. Ich meine, dass die scharfe Trennung der beiden Zustände bei unserer Kranken ein Verhalten nur deutlich machte, das auch bei vielen anderen Hysterischen Ursache so mancher Rätsel ist. [...] Aber so scharf die beiden Zustände getrennt waren, es ragte nicht bloß der ›zweite Zustand‹ in den ersten hinein, sondern es saß, wie die Patientin sich ausdrückte, mindestens häufig auch bei ganz schlimmen Zuständen in irgendeinem Winkel ihres Gehirns ein scharfer und ruhiger Beobachter, der sich das tolle Zeug ansah.«

Haben Sie auch an eine sogenannte Multiple Persönlichkeit gedacht? Wir schreiben das Jahr 1882, und der Fallbericht stammt von dem Wiener Arzt Josef Breuer (Freud u. Breuer 1990, S. 39). Diese Beschreibung der verschiedenen Persönlichkeitsanteile,

a) eines psychisch normalen Teils
b) eines geisteskranken Teils und
c) eines inneren Beobachtens,

sind uns heute aus der hypnotherapeutischen Teiletherapie sehr vertraut. Mit dieser frühen Erfahrung mit Multiplizität möchte ich Sie nun einstimmen auf dieses Kapitel.

1.1 *Fräulein Anna O.* und die Methode des »Aberzählens«

Für mich beginnt die moderne Psychotherapie mit den *Studien über Hysterie* (1985) durch Breuer und Freud. Ich hörte einmal, diese Studien seien das »Keimbuch« der Psychoanalyse, und der Versuch der Behandlung der Patientin Anna O. (Bertha von Pappenheim) durch Josef Breuer der Start in ein neues Verständnis der inneren Mechanik der Seele. Auch wenn die eigentlich psychoanalytischen Behandlungsverfahren des freien Einfalls und die Theorie der Verdrängung noch gar nicht entwickelt waren – Therapietechniken, die Freud erst später, nach der Trennung von Breuer, einführte –, so ist doch das innovative Verständnis von autobiografischer Lebensgeschichte und neurotischem Krankheitsgeschehen revolutionär. Die beiden Gründungsväter gingen von der Annahme aus, dass hysterische Symptome die Folge davon waren, dass ihre Klienten in den Momenten der realen Traumatisierung nicht in der Lage waren, ihre Gefühle auszudrücken. Zu dem Zweck, das zu heilen, wurde folgerichtig die kathartische Methode eingesetzt. Was war das Wirkprinzip dieses von Josef Breuer praktizierten Ansatzes der »Katharsis«?

Heute denken Sie vielleicht bei dem Begriff »Katharsis« an Klienten, die heftige Gefühle ausagieren, auf Kissen einschlagen oder sich auf dem Boden wälzen. Für den Anfang der Psychoanalyse ist das vermutlich ein Missverständnis, vielmehr geht es ums Erinnern und »Erzählen« und in der Folge um das Erleben der »eingeklemmten« Gefühle.

Über die Fallgeschichte des Fräuleins Anna O. heißt es:

> »Sie wird als der erste Fall geschildert, in dem es gelang, die Hysterie ›vollständig zu durchleuchten‹ und die Symptome zum Verschwinden zu bringen. Ihre Aussage, dass das Aussprechen ihr helfe, ihre Seele zu entlasten, entspricht der später als ›Katharsis-Theorie‹ bezeichneten Behandlungstechnik der Psychoanalyse. Freud bezeichnete sie deshalb als die ›eigentliche Begründerin des psychoanalytischen Verfahrens‹. Aufgrund dieser Fallgeschichte wurde die Aussage, ›der Hysterische leide größtenteils an Reminiszenzen‹, also traumatischen Erinnerungsinhalten, die durch Erzählen ›verarbeitet‹ werden können, erstmals formuliert.«[3]

3 Verfügbar unter: https://austria-forum.org/af/AustriaWiki/Bertha_Pappenheim [10.02.2023].

Die Patientin Breuers bemerkte die Erleichterung, die ihr das »Aberzählen« von Erinnerungsepisoden brachte und sie selbst prägte dafür die seither berühmten Begriffe »*chimney-sweeping*« (»Kamin-Ausfegen«) oder »*talking cure*« (»Redekur«). Daraus schließe ich, dass Breuer und Freud glaubten, das Wirkprinzip der innovativen Therapie im »Aberzählen« gefunden zu haben – dem Reden über Gedanken, Erinnerungen und Erfahrungen, die Menschen auch damals schon belasteten, aber über die zu sprechen, ein gesellschaftliches Tabu war: über Missbrauch in der Familie und außerhalb, über Sexualität usw.

»Das systematische Erinnern« und »Aberzählen« der Anlässe, bei denen die hysterischen Symptome erstmals aufgetreten waren, entwickelte Breuer zu der bei Pappenheim erstmals angewandten therapeutischen Methode. Er habe zu seinem Erstaunen bemerkt, dass ein Symptom verschwand, nachdem die Erinnerung an das erstmalige Auftreten bzw. den Anlass »ausgegraben« worden war. Breuer beschrieb sein schließliches Vorgehen folgendermaßen: Am Morgen befragte er Pappenheim unter leichter Hypnose nach den Gelegenheiten und Umständen, unter denen ein bestimmtes Symptom aufgetreten war. Bei einem abendlichen Besuch wurden diese Episoden – teilweise über 100 – von Pappenheim systematisch in umgekehrter zeitlicher Reihenfolge »aberzählt«. War sie beim erstmaligen Auftreten und damit der »Ursache« angelangt, so zeigte sich das Symptom in verstärkter Form noch einmal, um dann »für immer« zu verschwinden«.[4]

Ob Josef Breuers Klientin nach dem Ende der Therapie geheilt war oder nicht – es bestehen erhebliche Zweifel in der Literatur zu diesem Fall (Jung 1925/1995, S. 10; Aldrich 1931/2014, S. 213) –, soll uns hier nicht weiter interessieren, aber die Frage »Was wirkt denn da?« lässt sich für diesen ersten Ansatz psychoanalytischer Therapie so beantworten:

> *Das Erinnern einer verdrängten Episode der Vergangenheit, die für die Symptomentstehung als Ersatzhandlung verantwortlich ist, und das Nacherzählen in einer geschützten persönlichen Beziehung. Die begleitende Gefühlsreaktion ist dabei wichtig, aber nicht primär.*

---

4 Verfügbar unter: https://austria-forum.org/af/AustriaWiki/Bertha_Pappenheim [10.02.2023].

> »Sie [Breuer und Freud] glaubten, dass ein Mangel an affektiver Erregung zum Zeitpunkt eines Traumas die Erinnerung an das traumatische Ereignis über Jahre hinweg wachhält. Sobald diese Emotionen im therapeutischen Kontext erlebt, ausgedrückt und in Worte gefasst würden, wären sie geheilt« (Lane et al. 2015, S. 3).

1.2 Korrektive emotionale Erfahrung

Der psychoanalytischen Tradition Freuds folgend, bleibt das Erinnern und das Verstehen der Vergangenheit (Einsicht) bis heute ein wichtiges Agens des psychoanalytischen Verständnisses, was Veränderung in der Therapie bewirkt. Es war Sandor Ferenczi (1980a, 1988), der ein neues Element in die psychoanalytische Redekur einführte: emotionale Offenheit und Ehrlichkeit des Analytikers.

Die Entspannungstherapie (engl. »relaxation therapy«) wurde von Sandor Ferenczi speziell zur Behandlung von Traumata entwickelt. Durch eine eher »entspannte« Rolle, Einstellung und Arbeitsweise des Analytikers sollte in der Therapie eine emotionale Atmosphäre in der analytischen Sitzung geschaffen werden. Statt dass, wie von Freud in den Behandlungsrichtlinien verlangt, eine Atmosphäre von Frustration, Abstinenz oder Neutralität gefördert wurde, wurde die analytische Situation nun von der »Regel der Empathie« (Ferenczi 1980a) bestimmt. Der Schwerpunkt lag nun auf Empathie, Flexibilität, Reaktionsfähigkeit und therapeutischer Beziehung.

Nach Rachman (2007) war Ferenczi der erste Kliniker, der eine wesentliche Wahrheit über die psychoanalytische Situation entdeckte: Die empathische Reaktion ist der Kern der klinischen Interaktion. Für Rachman wurde so die aktive Rolle des Analytikers neu bewertet, und Ferenczi erkannte, dass die subjektive Erfahrung des Therapeuten, wenn sie als Teil der therapeutischen Begegnung analysiert wird (Gegenübertragung), einen Schutz gegen Überwältigung, Manipulation, Kontrolle und Retraumatisierung darstellt. Diese Entdeckungen, die letztlich zum Bruch mit Freud führten, legten so die Basis für alle folgenden humanistischen Therapien.

> »Ferenczis Einführung der ›Regel der Empathie‹ (Ferenczi 1980b) und sein Engagement für die Erforschung der klinischen und theoretischen Implikationen von Empathie als grundlegende Dimension der analytischen Begegnung (Ferenczi 1988) ebneten wiederum den Weg für viele Entwicklungen in der Empathie: Balints Fokus auf den ›nicht-aufdringlichen Analytiker‹ und das Arbeiten in der Zone der Regression

(Balint 1968); Rogers' Etablierung des empathischen Verstehens als notwendige und hinreichende Bedingung für Psychotherapie (Rogers 1959); die Idee der fördernden Umgebung (Winnicott 1960); *The patient as therapist to his analyst* (Searles 1975, vgl. auch 1979); und natürlich Kohuts Wiedereinführung der klinischen Empathie und seine Erweiterungen als umfassendes theoretisches und klinisches Rahmenwerk für analytisches Funktionieren (Kohut 1984)« (Rachman 2007).

Von hier ist gedanklich der Weg nicht mehr weit zu dem von Franz Alexander und Thomas French propagierten Konzept der »korrigierenden emotionalen Neuerfahrung«. Abweichend von der freudschen Position schrieben sie:

> »[...] eine neue korrigierende Erfahrung kann durch die Übertragungsbeziehung, durch neue Lebenserfahrungen oder durch beide bereitgestellt werden. Solche intensiven und aufschlussreichen emotionalen Erfahrungen geben uns den Schlüssel zum Verständnis dieser rätselhaften therapeutischen Ergebnisse, die in wesentlich kürzerer Zeit erzielt werden, als es in der Psychoanalyse üblich ist« (1946, S. 124).

Die Autoren verwenden den Ausdruck »korrigierende emotionale Neuerfahrung« im Zusammenhang mit dem, was sie als »Kurzanalyse« betrachteten. An die Stelle des Durcharbeitens der Übertragung trat ein den Übertragungserwartungen des Klienten entgegengesetztes Handeln des Analytikers – also das Gegenteil des traumatischen Verhaltens z. B. der Eltern des Klienten in dessen Kindheit.

> »In allen Formen der [...] Psychotherapie ist das grundlegende therapeutische Prinzip dasselbe: Den Klienten unter günstigeren Umständen erneut emotionalen Situationen auszusetzen, die er in der Vergangenheit nicht bewältigen konnte. Damit dem Klienten geholfen werden kann, muss er eine korrigierende emotionale Erfahrung machen, die geeignet ist, den traumatischen Einfluss früherer Erfahrungen zu reparieren« (1946, S. 66).

Die massive Kritik der freudtreuen analytischen Gemeinde ließ nicht lange auf sich warten: In der klassischen Analyse nach Freud liege der Primat auf Einsicht, Wissen und Wahrheit und nicht auf dem Versuch der Befriedigung von Übertragungswünschen der Klienten – heute würde man das einen »Shitstorm« nennen, was sich über die beiden Autoren ergoss.

Auch wenn ich an dieser Stelle nicht vorhabe, mich in die typischen analytischen Grabenkämpfe um die »einzige Wahrheit« verstricken zu lassen, so will ich doch eines mit Alexander und French festhalten: Intellektuelle Einsicht alleine ist nicht hilfreich und wirkungsvoll.

Wie Sie sicher bemerkt haben, habe ich bisher zwei Wirkfaktoren aus dem psychoanalytischen Formenkreis beschrieben, bei denen der Therapeut eine prominente Rolle spielt – man könnte auch sagen, wo das Arbeits- und Erfolgsmodell der Therapie an die Beziehung zum Therapeuten geknüpft ist. Sobald wir uns aber aus dem psychoanalytischen Weltbild weg und mehr zum Hypnotherapeutischen und Systemischen hinbewegen, umso mehr tritt der Therapeut als heilbringender Wirkfaktor zurück, und das kreative Selbstveränderungspotenzial des Klienten – der interessanterweise mit gutem Grund jetzt »Klient« und nicht mehr »Patient« genannt wird – rückt auf der Therapiebühne nach vorne (Potenzialhypothese nach Gunther Schmidt 2004). So ist auf einem gedachten Kontinuum der möglichen Therapeutenrollen gegenüber dem Extrem »Guru« und »Heiler« auf dem anderen Pol der »Realitätenkellner« denkbar, wie er von Gunther Schmidt, Begründer des hypnosystemischen Ansatzes, als eine Metapher für die Gestaltung der Berater- und Therapeutenrolle geprägt wurde (siehe dazu Leeb et al. 2011). Gemeint ist damit ein Berater oder Begleiter des Klienten, der ihm diverse Realitäten als Angebote offeriert, die für seine Entwicklung hilfreich sein könnten. Wie ein freundlicher Kellner drängt der Therapeut/Berater seinen Menüvorschlag niemandem auf, sondern überlässt dem Gast (dem Klienten) die Auswahl. So zeigt der Realitätenkellner Respekt vor der Autonomie des Klienten und setzt auf dessen ihm innewohnende Stärke zur Veränderung.

1.3 Korrigierende Erfahrung bei Paul Watzlawick und Giorgio Nardone

Für uns Hypnotherapeuten interessant ist Folgendes: Ca. 30 Jahre nach Alexander und French, so um 1990, griffen Giorgio Nardone und Paul Watzlawick in ihrem Buch *Die Kunst der Veränderung: Handbuch der Hypnose ohne Trance* (1990) das Konzept der korrigierenden emotionalen Neuerfahrung erneut auf und erweiterten seine Bedeutung, bis es zu einem der Eckpfeiler der sogenannten strategischen Kurzzeittherapie wurde.

Das von Paul Watzlawick formulierte und dann von Giorgio Nardone weiterentwickelte Modell der Therapie nennt als erkenntnistheoretische Grundlagen an erster Stelle den radikalen Konstruktivismus, die Systemtheorie und die moderne Spieltheorie. Das zentrale operationale Konstrukt ist das von der Palo-Alto-Forschergruppe des MRI (Mental Research Institute) 1974 entwickelte Denkmodell »Lösungsversuch, der das Problem nährt«.

> »Das Konstrukt weist darauf hin, dass eine therapeutische Veränderung nur nach korrigierenden emotionalen Erfahrungen erreicht werden kann, die den Betroffenen konkret erfahren lassen, dass er mit dem fertigwerden kann, was er glaubt, nicht leisten zu können.«[5]

Dafür braucht es im Werkzeugkasten des Therapeuten sogenannte *geplante zufällige Ereignisse,* kommunikative Manöver oder ausgeklügelte Rezepte, die korrigierende Erfahrungen im Leben des Klienten schaffen und »die ihm zufällig erscheinen, während sie in Wirklichkeit vom Therapeuten geplante Strategien sind« (ebd.).

In der strategischen Therapie wird angenommen, dass es notwendig ist, die Sicht der Realität des Klienten neu zu strukturieren, um die dysfunktionalen Redundanzen zu unterbrechen, die der Klient in der Beziehung zu sich selbst, zu anderen und zur Welt einwebt.

Die im Werkzeugkasten der strategischen Psychotherapie dargestellten Strategien und Tricks, die helfen sollen, dysfunktionale Lösungen zu ändern, sind sicher nicht jedermanns Sache, aber lassen Sie mich daran erinnern, dass auch Milton Erickson ähnliche Strategien benutzte, um den Klienten von ihm konstruierte Neuerfahrungen machen zu lassen.

Um noch einmal auf die korrigierende emotionale Neuerfahrung zurückzukommen: Sie wird umso erfolgreicher sein, je passgenauer der Klient die Möglichkeit mithilfe des Therapeuten bekommt, eine emotionale Situation der Vergangenheit, die er nicht handhaben konnte, noch einmal mit Vertrauen auf sein Ressourcenrepertoire erleben und meistern zu können – das schafft eine korrigierende emotionale

5 Verfügbar unter: www.centroditerapiastrategica.com/de/listituto/il-modello-di-psicoterapia-breve-strategica/ [10.02.2023].

Erfahrung im Hier und Jetzt. Dieser sogenannte »Entdeckungseffekt« ermöglicht es dem Klienten, die Perspektive zu wechseln und die beobachtete Realität verändert zu sehen.

1.4 Emotionales Berührtsein als ein Schlüsselelement

Bis heute wird darüber diskutiert, wie seriös das Fundamt ist, auf dem Freuds Theorien der Psychoanalyse stehen, was dem Zeitgeist geschuldet ist und was heute noch als evidenzbasiert gelten kann. Eines ist mir über die Jahre meiner Tätigkeit klar geworden: Die Forschung zeigt für mich eindeutig, dass emotionale Katharsis allein (z. B. das Schlagen eines Kissens) den Affekt nicht abschwächt oder auflöst, sondern ihn eher verstärkt (siehe dazu Bushman 2002) – nach der Erleichterung kommen oft die Schuldgefühle. Nichtsdestoweniger hat sich die Bedeutung der Herbeiführung emotionaler Erregung oder besser »emotionaler Berührtheit« in der Therapie als Bestandteil der therapeutischen Veränderung über die Zeit hinweg bewährt. In meiner hypnotherapeutischen Weiterbildung lernte ich: Veränderung geschieht im Gehirn nur dort, wo emotionale Betroffenheit, innere Verbindung zum Gefühl und Körpererleben jenseits von Einsicht im Spiel ist. Aber auch moderne Psychoanalyse konnte sich jenseits des freudschen »Einsichts-Paradigmas« dieser Erkenntnisse nicht entziehen: Emotionales Berührtsein ist ein Schlüsselelement für den Erfolg der Psychotherapie.

> »Moderne Psychoanalytiker sind der Ansicht, dass das Wiedererleben und Lösen zentraler emotionaler Konflikte in der Übertragungsbeziehung eine Realität und Authentizität besitzt, die durch andere Mittel nicht übertroffen werden kann (Luborsky 1984), und es gibt immer mehr Belege für die Wirksamkeit der psychodynamischen Psychotherapie (Leichsenring a. Rabung 2008; Shedler 2010)« (Lane et al. 2015, p. 2).

In meiner ersten Sozialisation als Psychoanalytiker am Lou-Andreas-Salome-Institut in Göttingen hatte ich gelernt, dass einsichtsorientierte Psychotherapie einen großen Wert auf das Sicherinnern an vergangene Erfahrungen legt und ein in der Therapie neu erarbeitetes Verständnis dieser vergangenen Erfahrungsepisoden zur psychotherapeutischen Veränderung beiträgt. Das Motto hieß: erinnern – wiederholen – durcharbeiten. Später geriet dieses Therapiemotto bei mir ins

Wanken, als ich noch andere therapeutische Richtungen kennenlernte: »Ist das kognitive Verstehen der Vergangenheit wirklich so wichtig?« Am pointiertesten hat dies Gunther Schmidt in seinem hypnosystemischen Ansatz in einem Workshop 2008 ausgedrückt: »Die Gegenwart bestimmt die Wirkung der Vergangenheit«, die Vergangenheit ist die Tochter der Gegenwart – oder: zurück in die Zukunft und vorwärts in nützliche Vergangenheiten für die optimale Wahl-Gegenwart.

1.5 Die Rekonsolidierung des Gedächtnisses

Gibt es *die* Vergangenheit überhaupt? Ist das, woran ich mich in der Therapie erinnere, wirklich die »historische« Wahrheit? Mittlerweile wissen wir aus der Hirn- und vor allem Gedächtnisforschung, dass Erinnerungen an die Vergangenheit wahrscheinlich keine wahrheitsgetreuen Aufzeichnungen des ursprünglichen Ereignisses sind, sondern bei wiederholtem Erinnern und im Laufe der Zeit revidiert werden – das gilt vor allem für die autobiografischen Bestandteile dieser Erinnerungen. Somit sind Erinnerungen Konstruktionen in der Gegenwart, und damit sind sie kontextabhängig. Statt dass sie wahrheitsgetreue Aufzeichnungen vergangener Ereignisse im autobiografischen Gedächtnis bleiben, werden Erinnerungen aktualisiert und neu kodiert, und zwar durch einen Prozess, der als »Gedächtnis-Rekonsolidierung« bezeichnet wird (siehe dazu Hardt et al. 2010 für eine aktuelle Übersicht).

Mit dem Thema »Gedächtnis-Rekonsolidierung« im therapeutischen Prozess werde ich mich in diesem Buch ausführlich beschäftigen, einem Veränderungsagens jenseits der Wichtigkeit einer guten therapeutischen Beziehung. Die Ideen von Lane et al. (2015) und Ecker (2018; Ecker et al., z. B. 2016) haben mich aufhorchen lassen: Klinische Veränderung im Großen und Ganzen erfolgt durch den Prozess der Rekonsolidierung des Gedächtnisses.

> »Während der Therapie werden die Klienten üblicherweise gebeten, starke Emotionen zu erleben, die durch die Erinnerung an ein vergangenes Ereignis oder einen anderen auslösenden Hinweis hervorgerufen werden. Indem alte Erinnerungen und die damit verbundenen emotionalen Reaktionen in der Therapie aktiviert werden, können neue emotionale Elemente in die Gedächtnisspur aufgenommen werden. Die korrigierende Erfahrung findet in einem neuen Kontext statt, dem Kontext der Therapie selbst, der über die Prozesse der Reaktivierung,

> Neucodierung und Rekonsolidierung auch in das alte Gedächtnis aufgenommen werden kann« (Lane et al. 2015, p. 3)[6].

Bitte denken Sie nicht, dass durch diesen innovativen Denkansatz mittels eines Zaubertricks eine Erinnerung verändert wird. Es geht um etwas anderes: Die neueren Erkenntnisse in der Gedächtnisforschung deuten darauf hin, dass Erinnerungen an Lebensereignisse und semantische Strukturen interaktiv sind (für eine Übersicht siehe Ryan et al. 2008).

> »Wenn frühere Ereignisspeicher durch neue Erfahrungen aktualisiert werden, ändern sich auch das Wissen und die Regeln, die aus früheren Erfahrungen abgeleitet wurden. So werden neue semantische Strukturen oder Regeln und Schemata entwickelt, die zu einer adaptiveren Interpretation von Ereignissen und damit zu angemesseneren emotionalen Reaktionen führen« (Lane et al. 2015, p. 3).

Das ist der eigentliche Clou an der Sache: Eine Veränderung in der Psychotherapie ist nicht einfach das Ergebnis der Konsolidierung einer neuen Gedächtnisspur oder der Entwicklung neuer semantischer Strukturen. Die neuen Erfahrungen führen zur Möglichkeit der Neubewertung und damit zur Bildung neuer und entwicklungsfördernder Regeln und Schemata, die aus vergangenen Erfahrungen abgeleitet wurden.

1.6 Die Seppelhose

Lassen Sie mich das mit einem Ereignis aus der jüngsten Vergangenheit erläutern: Bei einer Familienfeier fragte mich ein Spielgefährte aus Kindertagen, ob ich mich noch erinnere, dass wir, als kleine Buben in Niederbayern aufgewachsen, Lederhosen mit Hirschstickerei am Hosenlatz getragen haben. Ich verneinte vehement, konnte mich an nichts erinnern und merkte, wie ich so einen Gedanken mit »konservativ«, »ländlich« und »schrecklich blöd« assoziierte – so war ich nie und wollte mit so etwas nicht in Verbindung gebracht werden. Da wurde ein Muster, ein Denk- und Erlebensschema aktiviert in mir, das mir

6 Alle Zitate aus englischsprachigen Veröffentlichungen wurden durch den Online-Dienst DeepL übersetzt. Wo autorisierte deutsche Übersetzungen existieren, werden diese wiedergegeben.

sagte: Das kann nicht sein, mit diesem »volkstümlichen« Quatsch will ich nichts zu tun haben – ich war ganz anders, Seppelhose – niemals! An diesem Abend hatte sich meine bevorzugte Selbst- und Weltsicht durchgesetzt, und ich war mit mir zufrieden.

Zwei Wochen später schickte mir dieser Freund aus dem Kindergarten ein Foto, worauf wir beide strahlend in die Kamera lachten: mit hellbrauner Lederhose mit Trägern. Nach einem ersten Schock und längerem Betrachten glaubte ich mich langsam zu erinnern: Von ganz weit von hinten im Gehirn kam eine Erinnerung nach vorne ins Licht des Bewusstseins: Ja, das bin ich, und das war … Jetzt konnte ich nicht weiter behaupten: Nein, nicht in meinem Leben. Ich musste das Denkschema und meine Selbstbeschreibung anpassen. Aus der Rigidität des »Nein – das war und bin ich nicht« wurde dann »Klar, wir Jungs von damals hatten doch alle Lederhosen an und waren total stolz darauf, und zusätzlich konnte man damit gut auf Bäume klettern.« Wie heißt es bei Lane et al.:

> »Die Veränderung ist in dem Maße dauerhaft, wie dieser Rekonsolidierungsprozess in einer Vielzahl von Kontexten stattfindet und die Generalisierbarkeit der neu gebildeten Gedächtnis-/Semantikstruktur auf neue Situationen und Umgebungen ermöglicht« (2015, p. 3).

Dieses Buch beschäftigt sich mit den Wirkfaktoren der hypnotherapeutischen Teiletherapie, jenseits der unstrittig bedeutsamen therapeutischen Beziehung zwischen Therapeut und Klient. Dabei ist es wichtig, zwischen generellen und speziellen Wirkfaktoren der Therapie und den für ihre Umsetzung geschaffenen therapeutischen Techniken zu unterscheiden. In diesem Kapitel habe ich schon ein paar Wirkfaktoren aufgezählt, die mir in der Literatur begegnet sind:

- das Aberzählen der frühen Psychoanalyse
- die »Regel der Empathie« von Sandor Ferenczi
- die korrigierende emotionale Neuerfahrung von Franz Alexander und Thomas French
- die »Gedächtnis-Rekonsolidierung« von Bruce Ecker und Laurel Hulley.

Um die Aufweichung von Mustern, Schemata und rigiden Denkstrategien wird es in diesem Buch gehen sowie um die Strategien, die dafür hilfreich sind.

2 Wirkfaktoren in der Psychotherapie aus hypnotherapeutischer Sicht

Stichworte: Welches sind die allgemeinen und spezifischen Wirkfaktoren in der Psychotherapie und die fünf gemeinsamen Merkmale für Therapien nach Klaus Grawe? Das »Intersubjektivitäts-Konzept« der Hypnotherapie und die 20 Wirkkonzepte von Michael Harrer – was sagen sie uns für Hypnotherapie und hypnotherapeutische Teiletherapie?

Im Bereich der Wirksamkeitsforschung zur Psychotherapie waren es vor allem Klaus Grawe und sein Forscherteam vom Psychologischen Institut Bern, die sich ab Mitte der 90er-Jahre erfolgreich in dem seit Längerem tobenden »Schulenstreit« positioniert und auch mitunter polemisch eingemischt haben.

In der Arbeit *(Wie) kann Psychotherapie durch empirische Validierung wirksamer werden?* von 2005 feuert Grawe zwar ein paar nachvollziehbare Breitseiten auf die wenig stichhaltige »Legitimationsforschung« der Langzeitpsychoanalyse ab und adelt die kognitiv-behaviorale Therapie als die Therapie mit der höchsten Effektstärke,[7] kommt aber dann doch zu dem Schluss: »Unstrittig ist aber, dass der Unterschied, um dessen Bedeutsamkeit es geht, im Vergleich zum gesamten Therapieeffekt eher gering ist« (2005, S. 7). Wenn es also nicht die schulenspezifischen Rationale sind, die den kleinen Unterschied ausmachen, was dann?

Dass Psychotherapie wirksam ist, das scheint mir heute als eine gesicherte Tatsache zu gelten, auch wenn die Frage »Was wirkt denn da?« so eindeutig noch nicht beantwortbar ist. Allerorts hört man immer wieder das Bekenntnis, dass der Unterschied zwischen den Therapieschulen unerheblich sei. In diesem Zusammenhang wird das Dodo-Verdikt[8] zitiert, im Kleinen dann aber doch die vermeintliche Überlegenheitsfantasie der einen gegen die andere Methode hervorgekehrt. Auch Hypnotherapeuten und Systemiker sind dagegen nicht gefeit.

---

7 »Eine Überlegenheit anderer Methoden über die kognitiv-behavioralen wurde in keiner Metaanalyse festgestellt und wird von niemandem ernsthaft behauptet« (Grawe 2005, S. 7).

8 Als Dodo-Bird-Verdikt wird in der Psychotherapieforschung die Annahme bezeichnet, dass kein einzelnes Psychotherapieverfahren einem anderen überlegen sei. Das geht zurück auf den Dodo-Vogel in *Alice im Wunderland*.

2.1 Methoden- und störungsspezifische Techniken vs. allgemeine Wirkfaktoren

Grundlage der Kontroverse ist und bleibt eine gegensätzliche Vorstellung von der Wirkung in der Psychotherapie, die zwei Lager schafft: hier die Befürworter empirisch fundierter Therapieansätze und ihre Wertschätzung für methoden- und störungsspezifische Techniken; im anderen Lager die, die davon überzeugt sind, dass die Unterschiede zwischen den Therapierichtungen nur gering sind (siehe Klaus Grawe oben), und die Wirksamkeit von Therapie sich auf »allgemeine Wirkfaktoren« zurückführen lässt.

Letztere Annahme schien mir bei meinen Recherchen näher an meinen langjährigen Therapieerfahrungen (oder Wunschvorstellungen?) zu sein, und so begann ich, die Literatur zu sichten. Ich erspare Ihnen nun einen Überblick über die Vielfalt dessen, was verschiedene Forschergruppen unter »allgemeinen Wirkfaktoren« so alles benannten, aufzählten und beschrieben. Diesem verwirrenden Phänomen der »wortreichen Vielfalt« versuchten auch Pfammatter et al. (2012) beizukommen, und sie extrahierten in einem ersten Schritt 22 allgemeine Wirkfaktoren in ihrer umfassenden Metaanalyse der Literatur.[9] Dann schauten sie sich gebräuchliche Standardtechniken in der Psychotherapie an.

> »Gleichzeitig wurden 22 möglichst repräsentative Standardtechniken der vier psychotherapeutischen Hauptrichtungen kognitive Verhaltenstherapie, tiefenpsychologische Psychotherapie, humanistische Psychotherapie (Gesprächs- und Gestalttherapie) und systemische Therapie ausgewählt. Standardtechniken sind für eine Therapierichtung typische Techniken, die bei verschiedenen Störungen eingesetzt werden« (ebd., S. 25).

Auf diese Kombination in der Arbeit von Pfammatter et al. werde ich weiter unten noch zurückkommen, aber lassen Sie uns erst mal bei den allgemeinen Faktoren bleiben.

Bei meinem Wunsch, die Komplexität der 22 Wirkfaktoren weiter zu reduzieren, kam mir wiederum Klaus Grawe zu Hilfe:

---

9 Eine Beschreibung dieser 22 allgemeinen Wirkfaktoren findet sich bei Pfammatter u. Tschacher (2012).

> »[…] habe ich selbst eine Reihe psychotherapeutischer Wirkfaktoren induktiv aus den tatsächlichen Wirkungen der einzelnen psychotherapeutischen Vorgehensweisen abgeleitet, wie sie in empirischen Wirksamkeitsuntersuchungen und Prozess-Outcome-Studien festgestellt wurden (Grawe 1995, 1997, 1998; Orlinsky, Grawe a. Parks, 1994)« (Grawe 2005, p. 7).

Diese fünf von Grawe beschriebenen gemeinsamen Merkmale für Therapien mit besonders guter Wirkung wollen wir uns einmal näher anschauen und sollen uns als Diskussionsgrundlage im Weiteren dienen:

- *Wirkfaktor Ressourcenaktivierung:* »Sie nutzen Eigenarten, welche die Klienten in die Therapie mitbringen, als positive Ressourcen für das therapeutische Vorgehen. Sie nutzen also vorhandene motivationale Bereitschaften und Fähigkeiten der Klienten« (ebd., S. 7).
- *Wirkfaktor Problemaktualisierung:* »Sie machen die Probleme, die in der Therapie verändert werden sollen, dem Klienten unmittelbar erfahrbar. Das kann z. B. dadurch geschehen, dass sie reale Situationen aufsuchen oder herstellen, in denen die Probleme auftreten; dass sie Personen in die Therapie einbeziehen, die an den Problemen beteiligt sind, oder dass sie durch besondere therapeutische Techniken wie Imaginationsübungen, Rollenspiele o. Ä. die Probleme erlebnismäßig aktualisieren« (ebd.).
- *Wirkfaktor Problembewältigung:* »Sie unterstützen den Klienten mit bewährten problemspezifischen Maßnahmen aktiv darin, positive Bewältigungserfahrungen im Umgang mit seinen Problemen zu machen …« (ebd.).
- *Wirkfaktor motivationale Klärung:* »[…] und/oder sie fördern mit geeigneten Maßnahmen, dass der Klient ein klareres Bewusstsein der Determinanten seines problematischen Erlebens und Verhaltens gewinnt« (ebd.).
- *Wirkfaktor Therapiebeziehung:* »Bei allen Therapien trägt darüber hinaus die Qualität der Therapiebeziehung signifikant zu einem besseren oder schlechteren Therapieergebnis bei« (ebd.).

Unbestritten ist die Qualität der therapeutischen Beziehung von großer Bedeutung, nur, der größere Teil der oben beschriebenen Wirkfaktoren muss über die Auswahl therapeutischer Techniken geleistet werden. Deshalb ist die oben zitierte polare Gegenüberstellung von »schulspezifischen Methoden« und »allgemeinen Mechanismen« irreführend. Pfammatter et al. schreiben:

> »Allgemeine Wirkfaktoren entfalten sich im Kontext der therapeutischen Interaktion und nicht aus einem Vakuum heraus. Die therapeutische Interaktion wiederum wird wesentlich vom spezifischen Veränderungs- und Therapiekonzept und den daraus abgeleiteten technischen Vorgehensweisen des Therapeuten geprägt. Seine Funktion als Mediator und Moderator therapeutischer Veränderung kann der Therapeut letztlich nur über sein technisches Vorgehen wahrnehmen. Man kann sich als Therapeut nicht ›allgemein‹ oder gar ›unspezifisch‹ verhalten. Die Realisierung allgemeiner Wirkfaktoren vollzieht sich in der Interaktion zwischen dem Klienten und dem Therapeuten über die Handlungen des Therapeuten und die Reaktionen des Klienten darauf« (2012, S. 23).

Dieser Verschränkung von theoriegeleiteten Handlungen des Therapeuten und der Aktualisierung von allgemeinen Wirkfaktoren im Hier und Jetzt der Therapie will ich am Beispiel der Hypnotherapie und der Arbeit mit inneren Anteilen in der Hypnotherapie nachgehen.

2.2 Das Intersubjektivitätskonzept

In Österreich ist Hypnotherapie – unter dem Namen »Hypnosepsychotherapie«[10] – eine gesetzlich anerkannte Psychotherapierichtung auf einer tiefenpsychologischen Basis. Ist die Hypnotherapie, wie ich sie bei Bernhard Trenkle und Gunther Schmidt erlernt habe, deshalb für mich ein tiefenpsychologisch fundiertes Verfahren? Mit dieser Zuordnung tue ich mir schwer und will dies auch begründen.

Eine moderne Hypnotherapie, die sich auf Milton Erickson gründet, ist für mich als Allererstes lösungs- und ressourcenorientiert. Die dafür als rational eingesetzte direkte oder indirekte Tranceaktivierung, also die Arbeit mit unbewussten und unwillkürlichen Anteilen des Klienten, soll helfen, ihn bei der Erreichung seiner Ziele zu unterstützen und seine persönlichen Ressourcen zu aktivieren. Mag es in der Hypnothe-

10 ÖGATAP – Österreichische Gesellschaft für angewandte Tiefenpsychologie und allgemeine Psychotherapie, Fachspezifikum Hypnosetherapie.

rapie wie in der Tiefenpsychologie ganz vorrangig um »unbewusste Prozesse« gehen und sprechen beide auch von einem Konzept des Unbewussten, so unterscheiden sich die Vorstellung und die Definitionen vom »Unbewussten« zwischen Freud und Erickson doch erheblich.

Für mich als Hypnotherapeut ist das Unbewusste nicht ein Ort im »psychischen Apparat« (Freud), an dem vom Gewissen eines Menschen verpönte Triebe, Wünsche aggressiver und/oder sexueller Art, aber auch Ängste, Neurosen und unangenehme Gedanken verschoben (verdrängt) werden müssen, damit das Ich seinen Alltag bewältigen kann. Es ist nicht die »Vorhölle« Dantes, sondern das »therapeutische Tertium«, ein Erfahrungsschatz unbewussten kreativen Wissens oder, anders ausgedrückt: ein kumulatives Erfolgswissen, entstanden über die Lebenszeit – wir sprechen auch von der »Weisheit des Organismus«.

> »*Milton Erickson,* der Erneuerer der therapeutischen Hypnose, betonte die Selbstheilungskräfte des Unbewussten und betrachtete es vor allem als einen Speicher lebensgeschichtlicher Erfahrungen und Fähigkeiten (›Ressourcen‹), die für die Therapie nutzbar gemacht werden können. Erickson ging davon aus, dass er dem Klienten die therapeutischen Heilungsprozesse nicht von außen einzuflößen und überzustülpen brauchte, sondern dass es sehr viel effektiver war, sie aus dem Fähigkeits- und Erfahrungsspeicher des Klienten von innen her aufzubauen, sie also aus seinem Unbewussten ›hervorzulocken‹. Das verringert den Handlungsstress des Therapeuten.«[11]

Was die Bedeutung der therapeutischen Beziehung angeht, so hat die Hypnotherapie für mich mehr Überschneidungen mit den humanistischen Therapien als mit der psychodynamischen Psychotherapie.

Diese Therapieformen wie Gesprächstherapie nach Rogers, Gestalttherapie usw. sehen in der Therapie einen erfahrungsbezogenen Wachstumsprozess, der dem Klienten zu seiner Selbstfindung verhilft. Die therapeutische Beziehung bekommt so eine wichtige Bedeutung und Funktion: Sie soll durch Empathie, Validierung und Spiegelung ein emotional gesundes Klima für die Selbstentfaltung schaffen. Diese beziehungsbezogene und wertschätzende Einstellung zum Menschen, diesen Glauben an Ressourcen und Entwicklungspotenziale teilt auch die Hypnotherapie. Es gibt aber auch einen Unterschied: Die Hypnotherapie baut nicht auf Selbstheilung allein, sondern greift durch die

11 Verfügbar unter: https://werner-eberwein.de/was-ist-das-unbewusste/ [10.02.2023].

Therapieangebote systematisch in den Veränderungsprozess ein. Dieses geschieht durch Suggestionen, Musterunterbrechungen, gezielte Verwirrungen, Umdeutung usw.

Für mich ist die Hypnotherapie keiner der gängigen Therapieschulen in Gänze zuzuordnen, aber sie hat Überschneidungen mit der Tiefenpsychologie, der Verhaltenstherapie, den humanistischen Therapien und auch der Systemischen Therapie. Auf alle Fälle ist sie mit den oben genannten Therapieschulen gut kombinierbar.

> »Hypnosepsychotherapie wird in diesem Artikel als eine tiefenpsychologisch fundierte Methode mit einem Beziehungsmodell der Intersubjektivität gesehen« (Harrer 2008, S. 5).

Auch wenn ich dem ersten Teil des Satzes aus oben genannten Gründen widerspreche, so stimme ich doch dem zweiten Teil zu. Das Psychologische Institut der Universität Göttingen, an dem ich parallel zum Medizinstudium Psychologie studierte, war in den 70er-Jahren des letzten Jahrhunderts sehr stark »gesprächstherapeutisch« (Rogers) orientiert. So lernte ich damals, dass die humanistische Psychotherapie die therapeutische Beziehung als *intersubjektiven Prozess* professioneller Auseinandersetzung mit den Problemen des Klienten versteht. Dieses intersubjektive, dialogische Verständnis wurde von humanistischen Psychotherapeuten bereits in den 1960er-Jahren betont, lange bevor es von nahezu allen anderen psychotherapeutischen Verfahren – besonders mit dem Aufkommen der relationalen und intersubjektiven Psychoanalyse in den 1990er-Jahren – in die Psychoanalyse adaptiert wurde. Diesen Aspekt greift Eberwein (2013) auf, wenn er schreibt:

> »In der *humanistischen Hypnotherapie* wird der therapeutische Prozess als intersubjektiver, emanzipatorischer Dialog zwischen Klient und Therapeut unter Einbeziehung des Unbewussten beider verstanden. Humanistische Hypnotherapie dient vor allem dazu, durch einen gemeinsamen Suchprozess einen konstruktiven Dialog des Klienten mit seinem Unbewussten zu fördern. Der Therapeut moderiert während der Trance die inneren Dialoge des Klienten mit dessen Persönlichkeitsanteilen, mit Ressourcen oder mit imaginierten relevanten Personen seines Lebens« (S. 356; Hervorh. im Orig.).

Wie wird nun dieser intersubjektive Ansatz in der Hypnotherapie umgesetzt, wie fließt er in den praktizierten Interventionskanon ein?

2.3 Wirkkonzepte der Hypnotherapie

In der Arbeit von Michael Harrer von 2008 finden sich acht sogenannte allgemeine Wirkkonzepte, die er auf den Folien der hypnotherapeutischen Arbeitsweise beleuchtet. Diese sind:

1) therapeutische Beziehung
2) Lenkung der Aufmerksamkeit
3) Akzeptanz
4) Ressourcenaktivierung und Kompetenzfokussierung
5) Aktualisierung der »Problemtrance« mit anschließender Vermittlung neue Erfahrungen
6) Anregung von Differenzierung und Integration
7) »therapeutische Dissoziation« und Einführung einer Beobachterposition
8) Nutzung von Trancezuständen.

Der erste Punkt ist sicher unumstritten und soll hier nicht weiter aufgefächert werden, da ich mich ja in diesem Buch explizit mit den Wirkfaktoren jenseits der therapeutischen Bindung befassen will. Nur eines sei angemerkt: Die Bedeutungszuschreibung in Bezug auf die Therapeut-Klienten-Beziehung variiert je nach Kombination der Hypnotherapie mit einem zweiten Therapieverfahren. Die für mich ausgeprägteste Betonung von Therapeut-Klient-Bindung findet sich in der sogenannten Hypnoanalyse. Ehemals in den 70ern in den USA von Psychoanalytikern mit Hypnoseausbildung mit dem Ziel propagiert, endlos lange und kostspielige Coachanalysen zu beschleunigen. Auch die vom Ehepaar Watkins in dieser Zeit entwickelte »Ego-State-Therapie« war als »Hypnoanalyse« gedacht, entfernte sich aber von dieser Definition von Ego-State-Therapie durch ihre Schüler der ersten Generation[12] bis zum heutigen Tag immer weiter. Heute taucht das Etikett fast nur noch in den Angeboten von heilpraktischen Hypnotherapeuten auf. Über den »Goldstandard« der Hypnoseausbildung bei »HYPNOVITA« heißt es:

> »Wo die Psychoanalyse versucht, dem Klienten eine Einsicht in die Beschaffenheit seiner Probleme zu gewähren, konzentriert sich die

12 Woltemade Hartman, Maggie Phillips, Claire Frederic und Gordon Emmerson.

> Hypnoanalyse primär auf das Entladen alter, aufgestauter Emotionen und Energien. Und genau hier liegt auch ihre Wirkkraft verborgen: Die Hypnoanalyse wirkt wie ein innerer Frühjahrsputz: Alte Blockaden werden gelockert und gelöst, aufgestaute oder verdrängte Emotionen entladen, und es entsteht viel Raum und Platz für neue, wünschenswerte Gefühle und Erlebnisse.«[13]

Hier feiert die Idee von der Katharsis in der Therapie wieder Auferstehung – ist eigentlich etwas überholt im Jahre 2023.

Auch der Punkt 3, die »Akzeptanz«, ist für Harrer eine zentrale Qualität im Beziehungsangebot des Therapeuten, und er betont in seiner Arbeit die Schritte »Wahrnehmung«, »Validierung« und »Würdigung« dessen, was ist, und dessen, was war. In der ericksonianischen Hypnotherapie gibt es einen wichtigen Kernbegriff: »Utilisation«, was so viel meint wie »Nutzbarmachung«.

> »Dieses Prinzip unterstellt, dass alle Eigenschaften und Eigentümlichkeiten, jedes Verhalten von Klienten, alle Symptome als mögliche Ressourcen zur Erreichung therapeutische Ziele nutzbar sind« (Harrer 2008, S. 17).

So viel dazu. Lassen Sie uns nun den Blick auf andere Wirkkonzepte richten, jenseits der Therapiebeziehung, die für mich in der hypnotherapeutischen Teiletherapie wesentlich sind.

2.4 Wirkkonzepte in der hypnotherapeutischen Teiletherapie

Ich wähle nun aus den acht Wirkkonzepten von Harrer (2008) diejenigen aus, die mir in meiner Auffassung von Teiletherapie besonders wichtig sind. Das ist als Erstes

- *die Lenkung der Aufmerksamkeit:* Da fällt mir zuerst das Credo des Konstruktivismus ein, dass wir zwar unser Leben nicht selbst erzeugen, aber unser Erleben – Sie erinnern sich: Das Schlagwort heißt »Aufmerksamkeitssteuerung«. Diese Wahrnehmung des bewussten Erlebens geschieht, wie Gunther Schmidt immer wieder betont, durch Aufmerksamkeitsfokussierung, was nichts anderes ist als eine selbstorganisierte Form

13 Verfügbar unter: https://www.hypnovita.de/ausbildung/ueberblick [10.02.2023].

des assoziativen Zusammenfügens von sinnlichen Erlebniselementen. Die Verbindungen und Verkopplungen heißen »Muster«. Unser Erleben ist das Ergebnis solcher auf willkürlicher und unwillkürlicher Ebene zusammengefügter Muster – ein synchronisiertes Feuern von neuronalen Netzwerken. Aus hypnosystemischer Sicht wird Erleben erzeugt durch Aufmerksamkeitsfokussierung auf allen Sinnesebenen. Basierend auf dem hebbschen Gesetz (»*Cells that fire together wire together and when they wire together they fire together*«; siehe dazu Schmidt 2004, 2005, 2019), kann davon ausgegangen werden, dass die einzelnen Elemente einer emotional geladenen Erfahrung sich zu einem neurophysiologischen Erlebnisnetzwerk verbinden – was wir auch als Ich-Zustände bezeichnen können. Elemente eines solchen Erlebnisnetzwerks sind beispielsweise: Ort, Zeit, Beteiligte, Beschreibung, Benennung, Erklärung, Bewertung, Schlussfolgerung, Empfindungen, Emotionen, Atmung, Gestik, Mimik, Körperkoordination, Alters-, Größen- und Raumerleben, innere Dialoge, Erwartungen, Umgang mit sich selbst, Metaphorik, innere Filme usw. (Schmidt 2005). Je nachdem, was gerade im Scheinwerfer der Aufmerksamkeit ist oder, anders ausgedrückt, mit welchen Erlebnisnetzwerken man gerade assoziiert und mit welchen man gerade dissoziiert ist, erlebt man sich selbst und die Welt auf unterschiedliche Weise. Die Netzwerke stehen miteinander in zirkulärer Wechselwirkung. Aufmerksamkeitslenkung ist also ein zentraler Wirkfaktor und ein bedeutsames Prinzip der Tranceinduktion und Tranceexduktion, sie findet sich im Manöver der »Affektbrücke« nach Watkins und den therapeutisch gesteuerten Dissoziationstechniken. – Des Weiteren:

- *die Ressourcenaktivierung und Kompetenzfokussierung:* Als lösungsorientierte und ich-stärkende Methode liegt ein wichtiger Fokus der hypnotherapeutischen Teiletherapie auf der Findung von Ressourcen, Potenzialen, Fähigkeiten und Kompetenzen. Über die Entstehung von selbstwirksamen Ego-States findet sich bei Kachler:

»Wichtig sind auch Kind-Ego-States, in denen die Selbstwirksamkeits- und Kompetenzerfahrungen des Kindes von damals gespeichert sind. Wir können Kind-Ich-Zustände aus bestandenen Prüfungen oder sportlichen Leistungen abrufen. Diese Ich-Zustände sind stolz und voller

Selbstvertrauen. Wir können sie als Ressourcen-Ego-States aktivieren, die zur Heilung des Klienten beitragen« (Kachler 2020, S. 34).

> Die »Potenzialhypothese« nach Gunther Schmidt (2004) geht entsprechend davon aus, dass in praktisch allen Fällen die Grundkompetenzmuster, die für eine gesunde Lösung von psychischen, psychosomatischen und/oder interaktionellen Problemen verwendet werden, im Erfahrungsspektrum der Beteiligten – oft nur als unbewusstes Wissen – gespeichert sind. Diese lösungs- und zukunftsorientierte Einstellung der Hypnotherapie zum Klienten macht es unmöglich, einen Raster defizitorientierter Diagnostik über den Klienten zu legen – wie dies in der psychodynamischen Therapie bis heute leider die Regel ist.

»Die Entwicklung eines Symptoms wird als aktive Leistung des Klienten im Sinne einer Problemlösung oder Anpassung gesehen, die allerdings ihrerseits wieder zu einem Problem geworden ist. Aus *Symptomen, sogenannten ›Widerständen‹ oder Begrenzungen,* können durch Utilisation und Reframing sogar persönliche Ressourcen werden« (Harrer 2008, S. 19; Hervorh. im Orig.).

- *die Aktivierung bzw. Aktualisierung der »Problemtrance«:* Diesen Punkt kennen wir schon von den Wirkfaktoren, die Klaus Grawe beschrieben hat: Problemaktualisierung und Problembewältigung. Hypnotherapeuten, die wie ich den hypnoanalytischen Ego-State in mir wertschätzen, gehen zumindest von der Hypothese aus, dass belastende Ereignisse, Bindungserfahrungen und vor allem Traumata in der frühen bis späteren Kindheit Entwicklungshemmnisse erzeugt haben, die auch für viele Einschränkungen der Persönlichkeit heute verantwortlich sind. Deshalb ist es auch zielführend, diesen »Seelenkatastrophen« nachzuspüren und durch Aktualisierung sich bewusst zu machen. Diese Ereignisse können zwar nicht mehr ungeschehen gemacht werden, aber dennoch ist eine korrelierende Neuerfahrung im Hier und Jetzt zur Integration in ein Ganzes hilfreich. Aus neurobiologischer Perspektive handelt es sich bei diesen Reminiszenzen der Vergangenheit um den Niederschlag autobiografischer Lernerfahrung in neuronalen Netzwerken des Gedächtnisses, um Aktivierungsmuster, die sogenannten Reaktionsbereitschaften – von Grawe (1998, S. 345) auch »motivationale Schemata« genannt. In der psychoanalytischen Literatur findet sich der gleiche Sachverhalt bei Bowlby unter der Bezeichnung »innere Arbeitsmodelle«. Diese Idee der zeitüberdauernden Netzwerke hört sich in der Hypnosystemik von Gunther Schmidt sehr ähnlich an. Ganz im Sinne eines neurobiologischen Verständnisses psychischer Phänomene wird von ihm formuliert:

»Jedes menschliche Erleben kann beschrieben werden als Ergebnis und Ausdruck von neuronalen Netzwerken, die aktiviert werden und die unser Erleben steuern/machen« (Schmidt 2004).

Problematisches Erleben ist das Ergebnis von Aufmerksamkeitsfokussierung, die therapeutischen Interventionen sind Maßnahmen der Fokussierung von Aufmerksamkeit, »die Dissoziation von Kompetenzen kann stark sein, aber durch gezielte Umfokussierung kann sie aufgelöst werden« (ebd.). Von hier ist es kein weiter Weg mehr zum »Seitenmodell« der hypnotherapeutischen Teiletherapie.

»Gunther Schmidt hat das Modell des Ich-Containers vorgeschlagen, um zu veranschaulichen, wie unsere verschiedenen, auf Erfahrungen beruhenden Seiten und ihre Wechselwirkungen unser Erleben formen. In diesem Ich-Container, den wir als uns selbst erleben, befinden sich, aufgrund von Wechselwirkungen der inneren und äußeren Welt, zu jedem Augenblick eines oder mehrere von Erlebnisnetzwerken, die wir als Teil-Ichs oder Seiten bezeichnen können. Zumeist sind wir mit einem der Teil-Ichs, die sich gerade im Ich-Container befinden, so stark assoziiert, dass wir das Gefühl haben, das sind wir. Wir haben Tausende dieser Erlebnisnetzwerke, die sprungbereit darauf warten, aktiviert zu werden und die alle miteinander und mit der äußeren Welt in Wechselwirkung stehen. Die Erlebnisnetzwerke setzen sich, wie bereits erwähnt, zusammen aus bewussten, unwillkürlichen und unbewussten Elementen.«[14]

- *die Vermittlung neuer Erfahrungen:* Im letzten Punkt ging es um die Aktivierung dysfunktionaler Schemata (Problemaktualisierung), und nun folgt Schritt 2: die Veränderung der

14 Verfügbar unter: https://www.hager-katharina.at/grundlagen/ [10.02.2023].

Selbstorganisation durch korrigierende Neuerfahrung (Problembewältigung). Auch hierzu finden sich bei Grawe (1998, S. 347 ff.) interessante Anmerkungen, die ich hier in meinen eigenen Worten wiedergeben will.

- Zum einen neigen wir dazu, jeglichen Kontext immer nur im Sinne der Bestätigung unserer Vorannahmen (gemeint sind dysfunktionale Schemata) wahrzunehmen. Wollen wir etwas Neues lernen, müssen wir die Perspektive ändern: Es bedarf einer Umfokussierung auf Aspekte, die den problemrelevanten Erwartungen widersprechen. Darauf werde ich im Kapitel über Kohärenztherapie näher eingehen.
- Damit Veränderungen in Gang gesetzt werden, müssen die problemrelevanten neuronalen Netze aktiviert sein, d. h., Veränderung passiert nur dort, wo auch emotionale Betroffenheit wirkt. Das wusste schon Freud, als er schrieb, dass »niemand in absentia oder in effigie erschlagen werden« (Freud, 1912, S. 374) kann. Natürlich muss der aktivierte Erregungslevel in einem Bereich bleiben, wo Neu-Lernen möglich ist (window of tolerance).

Nach meinem Verständnis der hypnotherapeutischen Teiletherapie liegt als Erklärungsmodell das *Multiplizitäts-Paradigma* zugrunde. Letztlich geht es darum, die unterschiedlichen Seiten, Aspekte und Anteile der Persönlichkeit so zu integrieren, dass synergistische Aktionen dem Individuum mehr Freiheitsgrade und Entwicklungspotenziale ermöglichen. Dies geschieht durch verbesserte Innenkommunikation und mehr Durchlässigkeit zwischen den Abgrenzungen der Persönlichkeitsanteile. Die oben genannten hypnotherapeutischen Wirkprinzipien sollen dabei helfen, diesen Prozess voranzubringen.

3 Wirkfaktoren in der Psychotherapie aus systemischer Sicht

Stichworte: Das biopsychosoziale Modell der Synergetik nach Günter Schiepek und warum es der Klient ist und nicht die Beziehung, die wirkt. Warum das Buch Heart and soul of change *(2013) von Barry Duncan heute noch aktuell ist.*

Bei der Tagung »Reden reicht nicht!?« in Heidelberg vom 2. bis 4. Mai 2014 wurden von Günther Schiepek[15] in seinem Vortrag über »Therapie als Selbstorganisationsprozess« und der folgenden Plenumsdiskussion Dinge zum Thema »Was wirkt in der Psychotherapie?« angesprochen, die mich seit der Zeit immer wieder neu beschäftigt haben. Ich verstand damals, dass ein modernes Verständnis von Psychotherapie sich heute aus drei Teilaspekten zusammensetzt:

1) einer Suche nach und Definition ihrer neurobiologischen Grundlagen
2) dem Wissen, dass Psychotherapie nicht nur ein psychologischer Prozess ist, bei dem Kognition, Emotion und Verhalten eine zentrale Rolle spielen, sondern auch
3) ein sozialer Prozess, besser noch ein interaktiver Prozess zwischen Klient und Therapeuten.

Nach Schiepek braucht es aber zum Verstehen dessen, wie Psychotherapie wirkt, ein biopsychosoziales Modell, das alle drei Bereiche umfasst.

Es war für mich nicht verwunderlich, dass Schiepek als Synergetiker die Auffassung vertrat, dass diese sinnstiftende Theorie eine Theorie der komplexen Systeme, der Synergetik sein müsse, eine Theorie, die erklären kann, wie Musterbildung in komplexen Systemen funktioniert und wie sich Muster über die Zeit – z. B. durch Therapie – verändern können.

Wenn wir uns das vor Augen führen, dann sollten wir über Schiepeks Antwort auf die Frage »Was wirkt?« nicht verwundert sein: »Meine Hauptantwort ist: ganz sicher nicht die Beziehung, sondern der Klient

15 Institut für Synergetik und Therapieforschung an der Paracelsus-Universität Salzburg.

selbst!«[16] Um diese steile These zu belegen, zitierte er die Ergebnisse des berühmten Projektes *The heart and soul of change – what works in therapy?*, die Hubble, Duncan und Miller 1999 als Buch publizierten.

Die Ausgangsfrage damals war: Beruht die Wirksamkeit auf der einzigartigen Heilkraft spezieller Techniken, oder sind andere Variablen für die Veränderung des Klienten verantwortlich? In diesem Buch wurden von den drei Autoren Antworten vorgeschlagen, die nicht in den Sprachen, Theorien oder verfahrenstechnischen Unterschieden der sich bekämpfenden psychotherapeutischen Lager des Feldes zu finden sind. Stattdessen liegt die Antwort in den pantheoretischen oder gemeinsamen Faktoren – den Bestandteilen einer wirksamen Therapie, die allen Orientierungen gemeinsam sind. Das machte mich neugierig und regte mich an, dieses Buch zu schreiben und beim Schreiben weiter darüber nachzudenken.

Um Ihnen die manchmal mühsame Lektüre von 462 englischen Seiten durch *The Heart and soul of change* zu ersparen, empfehle ich eine Zusammenfassung von Barry Duncan von 2013, die Sie im Internet finden. Die wichtigsten Statements der Forschergruppe um Duncan, die auch Schiepek in seinen Redebeiträgen 2014 zitierte, sind in dem genannten Artikel in der Abbildung 1 des Originaltextes zusammengefasst und werden von mir in Abbildung 2 als Schaubild dargestellt.

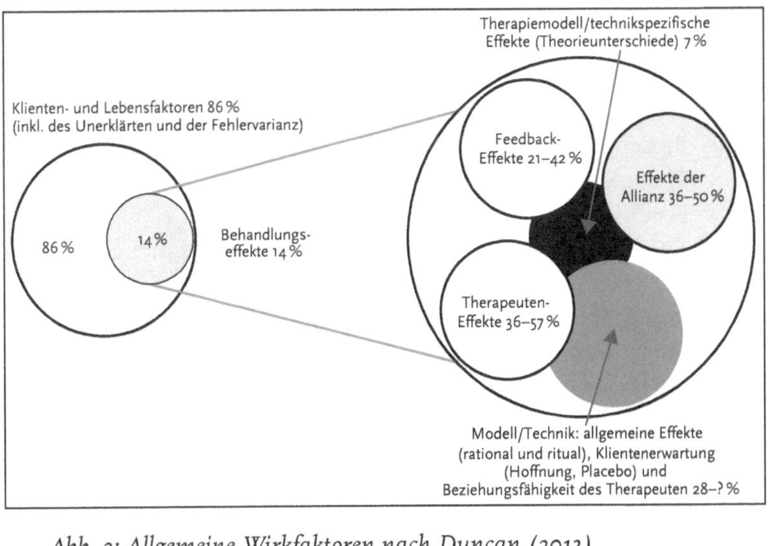

Abb. 2: Allgemeine Wirkfaktoren nach Duncan (2013)

16 Mitschnitt der Tagung »Reden reicht nicht!?« bei Auditorium-Netzwerk.

Zum kleineren Kreis auf der linken Seite: Es finden sich in der Forschung zur Wirkung von Psychotherapie allgemeine Faktoren (engl. »common factors« = alles, was den Klienten ausmacht, einschließlich des Unerklärten und der Fehlervarianz), die 86 % der Varianz und 14 % behandlungsspezifische Effekte ausmachen.

Zu den »Allgemeinen Faktoren« heißt es:

> »Um die allgemeinen Faktoren zu verstehen, muss zunächst die auf die Psychotherapie zurückzuführende Varianz [siehe Abb. 1] von der Varianz getrennt werden, die den Klienten-/Lebensfaktoren zugeschrieben wird, d. h. den Variablen, die zufällig mit dem Behandlungsmodell zusammenhängen, die für den spezifischen Klienten idiosynkratisch sind und die Teil der Lebensumstände des Klienten sind, die trotz der Teilnahme an der Therapie zur Genesung beitragen (Lambert, 2013) – also alles, was mit dem Klienten zu tun hat und nicht mit uns. [...] Selbst eine flüchtige Betrachtung zeigt den unverhältnismäßig großen Einfluss dessen, was der Klient in die Therapie einbringt – der Klient ist der Motor der Veränderung (Bohart a. Tallman 2010)« (Duncan 2013, p. 4).

Der kleine Kreis in der Abbildung 1 von Duncan zeigt, eingebettet in den größeren Kreis, den Anteil des Ergebnisses, der auf die Behandlung zurückzuführen ist (14 %). In dem größeren Kreis auf der rechten Seite meiner Abbildung 2 finden Sie die behandlungsspezifischen Effekte. Folgende Behandlungsfaktoren wurden als unterscheidbar benannt:

- Beziehungsaspekte/Allianz (36–50 %)
- Therapeuten-Effekte (36–57 %)
- Feedback-Effekte (21–42 %)
- Therapiemodell/Technik: allgemeine Effekte (rational und ritual), Erwartungen des Klienten (Hoffnung, Placebo) und Beziehungsfähigkeit des Therapeuten (28–? %)
- Therapiemodell/Technik: spezifische Effekte (Therapieschulenunterschiede) (7 %).

Zu diesen Therapeuten-Effekten heißt es bei Duncan:

> »Therapeuten-Effekte stellen den Anteil der Varianz dar, der nicht auf das angewandte Modell zurückzuführen ist, sondern auf die Person des Therapeuten – es ist keine Überraschung, dass die Akteure der therapeutischen Arbeit den größten Anteil daran haben, wie Veränderung

stattfindet. Jüngste Studien deuten darauf hin, dass 5–8 % der Gesamtvarianz auf Therapeuten-Effekte zurückzuführen sind (Baldwin a. Imel 2013) oder 36–57 % der Varianz, die auf die Behandlung zurückzuführen ist. Der Anteil der Varianz, der auf Therapeuten-Faktoren zurückzuführen ist, ist also etwa fünf- bis achtmal so hoch wie der Anteil der Modellunterschiede« (Duncan 2013, p. 4).

Daraus schließe ich, dass es vor allem die Persönlichkeit des Therapeuten und nicht seine therapeutische Methode ist, die zu einer erfolgreichen Therapie beiträgt.

> »Obwohl wir wissen, dass einige Therapeuten besser sind als andere, gibt es nicht viel Forschung darüber, was die besten von den anderen unterscheidet. Demografische Faktoren (Geschlecht, ethnische Zugehörigkeit, Fachrichtung und Erfahrung) scheinen keine große Rolle zu spielen, und obwohl eine Reihe von zwischenmenschlichen Variablen des Therapeuten intuitiv wichtig zu sein scheinen, gibt es nicht viel empirische Unterstützung für eine bestimmte Qualität oder ein bestimmtes Attribut (Baldwin a. Imel 2013)« (Duncan 2013, p. 4).

Dennoch lässt sich sagen, was eine gute Therapie ausmacht:

1) Die Aktivierung von Stärken/Ressourcen und Stabilisierung der Widerstandsfähigkeiten der Klienten, was sich direkt auf seine verbesserte Lebensqualität auswirkt (allgemeine Faktoren). Die Forschung von Gassman und Grawe (2006) zeigt, dass Therapeuten, die mehr Zeit mit »Ressourcenaktivierung« als mit der »Problemaktivierung« verbrachten, bessere Ergebnisse erzielten.
2) Und als Zweites eine absolute Gewissheit: Die Einschätzung des Klienten betreffend die Qualität der Beziehung zum Therapeuten ist ein robuster Prädiktor für die Therapieergebnisse.

> »Die Forschung deutet stark darauf hin, dass Klienten, die von Therapeuten mit einer höheren durchschnittlichen Beziehungsbewertung betreut werden, bessere Ergebnisse erzielen (Crits-Cristoph et al. 2013). Die Antwort auf die oft gestellte Frage, warum manche Therapeuten besser sind als andere, ist also die altbewährte, aber als selbstverständlich angesehene therapeutische Allianz« (Duncan 2013, p. 4).

Das Letztere war für mich weniger überraschend, ergab es sich doch aus meiner Primärsozialisation als Psychoanalytiker, wo aus meiner heutigen Sicht gerade die therapeutische Allianz eher überbewertet wurde und noch wird. Interessant fand ich bei Schiepek 2014 die Erläuterung in Bezug auf die Erwartungshaltung des Klienten: Hier spielen seine Identifikation mit dem von Therapeuten ausgeübten Therapieansatz eine wichtige Rolle, aber auch das Rationale, d. h. der Glaube an die Methode und Rituale in der Therapie (mit oder ohne Coach usw.).

Die Hirnforschung begreift das Gehirn als komplexes, sich selbst organisierendes System. Dabei koordinieren sich zahlreiche räumlich verteilte Prozesse ohne Zutun einer zentralen Instanz. Diese Prozesse verdichten sich zu Mustern, in denen wichtige Erfahrungen abgespeichert sind. Diese Musterbildung kann uns helfen, zu überleben und sollte, um uns an immer neue Herausforderungen der Umwelt anzupassen, auch veränderbar bleiben. Leider erzwingen dramatische Konflikte in der Kindheit oder gar Traumatisierungen, dass diese Muster rigide werden und leider auch lern- und löschungsresistent – aus Lösungsmustern der Vergangenheit werden sogenannte Problemmuster in der Gegenwart. Therapie heißt nun, systemisch verstanden: Wie kann ich solche selbstorganisierten Muster wieder auflösen? Die Prinzipien dieser Dynamik zu verstehen ist eine große Herausforderung der Grundlagenforschung, zumal etliche neurologische und psychiatrische Erkrankungen vermutlich auf ihrer Störung beruhen.

4 Dauerhafte Veränderung durch Rekonsolidierungsprozesse

Stichworte: Warum die »Anti-Symptom-Position« der dynamischen Psychotherapie sich nicht mit der »Pro-Symptom-Position« der Hypnotherapie verträgt. Im Weiteren werden die Kernkonzepte der »Kohärenztherapie« von Bruce Ecker, Laurel Hulley und Robin Ticic vorgestellt und Gedächtnis-Rekonsolidierung als Wirk-Agens erklärt. Über das sogenannte symptomverlangende Schema wird eine Brücke zur Teiletherapie geschlagen.

Wer kennt das nicht: Klienten berichten uns über entwertende, destruktive und verletzende Gedanken, innere Stimmen und Handlungen, die immer wieder ungefragt aufploppen und die gegen das eigene Selbst gerichtet sind – meist in Momenten der Hilflosigkeit, wenn uns etwas nicht gelungen ist, wir beschämt wurden oder wir »Fehler« gemacht haben. Manchmal sind die Kommentare und Tiraden so radikal und verwüstend, dass, wenn der Klient sie bis zuletzt befolgen würde, er sich damit selbst als Identität vernichten würde. Die Kommentare reichen von »Du bist blöd« bis »Du bist Schmutz und es nicht wert, geliebt zu werden«.

Wir nennen die etwas freundlicher gesonnenen Herrschaften in unserem inneren System »innere Kritiker« und bei Klienten mit Bindungstraumatisierung je nach Therapieschule »Täterintrojekte«, »maligne Ego-States«, »EP-Kontrolle« usw. Diese inneren Botschaften sind oft verbunden mit parasuizidalem, suizidalem oder homizidalem Verhalten, starken Stimmungsschwankungen mit somatischen und somatoformen dissoziativen Reaktionsmustern und Flashbacks. In der Therapie zeigen sie sich als Angriffe auf den Therapeuten und den Therapieprozess, als Einschüchterung, Drohungen und Manipulationen, Fernbleiben von der Therapie und Sabotage der Arbeitsbeziehung.

So ist es verständlich, dass Klienten zu uns sagen: »Können Sie das nicht wegmachen? Mich von den bösen inneren Geistern oder Energien befreien?« In dem Moment erinnere ich immer an den flapsigen Satz von Gunther Schmidt in meiner hypnosystemischen Weiterbildung: »Das Mafia-Killer-Auftragsbüro ist eine Etage tiefer.« Das verschafft mir und dem Klienten vielleicht für einen Moment Nachdenkpause, aber ich werde nicht um die Frage herumkommen:

Was mache ich mit diesen in der Traumatherapie sehr häufig auftauchenden Phänomenen, wie erkläre ich mir ihre Entstehung und Funktion – und vor allem: Wie kann ich dem Klienten in seiner Not helfen?

Nun habe ich mich mit diesen »inneren Botschaftern« schon viele Jahre beschäftigt und immer wieder aus verschiedenen Perspektiven darüber nachgedacht und geschrieben (z. B. Peichl 2013) und könnte zusammenfassend sagen:

Das Phänomen zeigt sich ...

- als fordernde, entwertende innere Stimmen
- als Gedanken und Gefühle
- als Handlungsmuster
- als Körperempfindungen und Symptome.

Es hat in der Literatur viele Namen:

- Täterintrojekte
- täterimitierende Selbstanteile
- EP-Kontrolle
- destruktiv wirkende Ego-States
- malevolent and destructive inner parts
- perpetrator parts
- dysfunktionale Kognitionen
- maligne Über-Ich-Strukturen, ...

... so, jetzt haben wir ein psychisches Phänomen beschrieben und ihm einen Namen gegeben. Und was machen wir jetzt damit?

Liebe Leserin, lieber Leser, darf ich Sie für einen kurzen Moment bitten, innezuhalten, um sich die Zeit zu nehmen, darüber nachzudenken, wie Sie bis heute über das »Phänomen« gedacht haben, welche Schlüsse Sie aus Ihrem theoretischen Verständnis gezogen haben und was das alles für Ihre Praxis bedeutet? Ein paar Fragen von mir sollen Ihnen bei der Selbstreflexion helfen:

- Was interessiert mich an dem Thema?
- Wie erkläre ich mir das Phänomen?
- Wie gehe ich bisher mit diesem Phänomen um?
- Welche Hilfe wünsche ich mir von diesem Buchkapitel?
- Welche Probleme sehe ich?

Vermutlich werden Sie viel von dem, was ich Ihnen nun berichten will, schon kennen, aber vielleicht kann ich Sie doch mit dem einen oder anderen überraschen. Ich werde jetzt keine weitere Erörterung der Theorie und Praxis der Arbeit mit sogenannten Täterintrojekten anbieten – dazu habe ich an anderen Stellen vieles aus der Sicht der Ego-State-Theorie geschrieben –, ich will das Symptom »innere destruktive Botschaft« nutzen, um die Dynamik dahinter zu verdeutlichen und sie mit etwas Neuem zu verbinden. Dazu werde ich Sie mit einer Theorie bekannt machen, die in Deutschland noch wenig bekannt und verbreitet ist, die mir aber fundamental geholfen hat, das Phänomen der inneren Anteile, der Ich-Zustände neu und vielleicht besser zu verstehen: die Kohärenztherapie von Bruce Ecker, Laurel Hulley und Robin Ticic.

4.1 Anti-Symptom-Position und Pro-Symptom-Position

Nehmen wir also folgenden Fall: Unsere Patientin Frau Blau berichtet von einer inneren Stimme/von inneren Gedanken, die kritisierend, fordernd, entwertend, bösartig, vernichtend ist/sind und die sie gerne loswerden will. Mein therapeutisches Denken und analytisches Kategorisieren in meinem präfrontalen Kortex gibt dem Phänomen einen Namen, z. B. »innerer Kritiker« oder »Täterintrojekt«, und ich reagiere emotional darauf – »Oh, das ist ja schrecklich für Frau Blau« bis »Oh Gott, schon wieder das Problem mit den Fieslingen«.

Spätestens jetzt brauchen wir eine Idee, wie wir damit umgehen wollen, und wir machen einen Plan – wir konstruieren uns eine Haltung dem Phänomen gegenüber, und da sehe ich zwei mögliche Konstruktionen.

Die »innere Stimme« (z. B. »Du bist böse und verdienst Strafe«)

- ist der »Täter« im Inneren des Opfers, der durch Introjektion ins Selbst aufgenommen wurde, ein sogenanntes Objekt im Selbst – es spricht die Stimme des »Täters«, und wir entschließen uns zu einer *Anti-Symptom-Position:* Das Symptom muss aufgelöst werden. Strategien sind: Externalisieren, Ressourcen aktivieren, die Situation positiv konnotieren, korrigierende Neuerfahrung in der Übertragung machen usw. Viele dieser Strategien finden sich im klassischen psychodynamischen Denken der Psychoanalyse. In der Literatur finden sich Beschreibungen des Täterintrojektes als:

- gefrorenes, malignes, dämonisches Introjekt
- Krypta im Ich, Einschließung, Phantom, Inkubus, »lebendig tot«, »Leiche in sich selbst«, »kalter Kern«
- »Objekt im Selbst« usw. (siehe dazu Hirsch 1997, S. 99 ff.).

Das alles zielt darauf, dass das Täterintrojekt etwas Fremdartiges, Destruktives und Objekthaftes ist – wie ein Virus auf der Festplatte, das gelöscht werden muss, wenn es nicht das gesamte System lahmlegen soll.

> »Ein anschauliches Bild für das Eindringen des Fremden ins Ich wäre ein Virus, das in den Zellkern fremdes Genmaterial einschleust und den Organismus zwingt, fremdes Material zu produzieren« (Hirsch 1997, S. 99).

- Die innere Stimme ist *nicht* der »Täter«, das ist ein Persönlichkeitsanteil, ein Ich-Zustand (Ego-State), wir nennen es »innerer Kritiker« oder »täterimitierenden Selbstanteil« – der Klient spricht zu sich selbst, nachdem er sich mit den toxischen Machtfantasien des Täters identifiziert hat. Die Folge dieser Haltung, die wir vor allem in der Hypnotherapie finden, ist:
  - Der Anteil ist *aktiv* vom System erzeugt.
  - Er hat eine *Funktion* in einer schwierigen bis extremen Situation.
  - Das Gehirn ist ein Anpassungs- und Überlebensorgan.
  - Wenn es ihn nicht gäbe, entstünde ein unbeherrschbares Dilemma.

Diese Position nennen wir eine *Pro-Symptom-Position* – die daraus abgeleitete Therapiestrategie gehorcht dem Merksatz der Hypnosystemik:

> *»Das Symptom ist nicht das Problem, sondern die Lösung für ein Problem!«*

Lassen Sie mich nun Argumente für beide Positionen, die Anti- und die Pro-Symptom-Position, in einem Schaubild noch einmal zusammenfassen.

Emotionale Realität im bewussten (neokortikalen) Selbstzustand, der dagegen ist, das Symptom zu haben – die Anti-Symptom-Position des Patienten	**Emotionale Realität im unbewussten (subkortikalen) Selbstzustand, der dafür ist, das Symptom zu haben – die Pro-Symptom-Position des Patienten**
Das Problem oder Symptom ist sinnlos, irrational.	Das Vorhandensein des Symptoms hat einen tiefen emotionalen Sinn und eine persönliche Bedeutung.
Das Problem oder Symptom ist mir vollkommen lästig; ich hasse es und möchte es nur loswerden.	Phasenweise ist es zwingend notwendig für mich, das Symptom zu haben, weil es Teil dessen ist, wie ich ein noch größeres Leid vermeiden kann, und deshalb darf es nicht einfach gestoppt oder abgelehnt werden.
Das Problem oder Symptom ist eine unfreiwillige Erfahrung; ich bin machtlos, es zu stoppen, ich bin sein unfreiwilliges Opfer.	Ich selbst erzeuge das Symptom als Teil dessen, wie ich meine eigenen vorrangigen Absichten erfülle.
Das Vorhandensein des Problems oder Symptoms bedeutet, dass ich unzulänglich, anormal, geschädigt, schlecht, verrückt, dumm, egoistisch, ein Versager usw. bin (oder dass andere oder die Welt das sind).	

Abb. 3: Die Anti-Symptom-Position und die Pro-Symptom-Position nach Ecker und Hulley (2011) im Vergleich

4.2 Kernkonzepte der Kohärenztherapie und Gedächtnisrekonsolidierung

In meiner Weiterbildung in hypnosystemischer Therapie hatte ich den oben zitierten Satz über das Problem und seine Lösung gelernt. Diese Idee hatte mich überzeugt: Die Hypnosystemik basiert auf dem Kernprinzip der Symptomproduktion, Symptomkohärenz: Ein Symptom oder Problem wird von einer Person konstruiert und produziert, weil sie mindestens eine unbewusste Konstruktion der Realität – eine Reihe von realitätsbestimmenden Themen, Absichten, Bedeutungen, Persönlichkeitsmerkmalen – erzeugt, *in der das Symptom zwingend notwendig ist,* trotz des Leids oder der Schwierigkeiten, die dadurch entstehen. Umgekehrt heißt das: Wenn es keine Konstruktion mehr gibt, innerhalb deren das Symptom eine Funktion hat, löst sich das Symptom auf.

Umgangssprachlich und metaphorisch nannten wir das die »gute Absicht« hinter dem Symptom,[17] seien es plötzlich auftauchende Kopfschmerzen vor einem ersten Date, der Satz »Du bist blöd!« eines inneren Antreibers oder die Aufforderung zur Selbstverletzung durch ein sogenanntes Täterintrojekt. Oft waren diese Symptome aber die Lösungen von damals und für den Menschen heute meist hoch dysfunktional. Auf der Suche danach, wie man aus einer leidvollen Lösung, die in der Gegenwart zum Problem wird, doch noch eine kreative Lösung macht, bin ich auf Bruce Ecker, Robin Ticic und Laurel Hulley (dt. 2016) und die Kohärenztheorie (oft abgekürzt mit TRP = therapeutic reconsolidation process) gestoßen.

Kernkonzepte

Die Kohärenztherapie betrachtet die Symptome des Klienten, z. B. einer Depression, als notwendigen Ausdruck der zugrunde liegenden unbewussten Konstrukte, die in der Vergangenheit gelernt wurden und die im gegenwärtigen Moment ausgelebt werden (Ecker a. Hulley 2011). Das übergeordnete Konzept ist das der *Symptomkohärenz*, wo adaptive Schemata oder Konstruktionen der Realität bestimmte Symptome zwingend notwendig machen, weil das Individuum bemüht ist, Leid zu vermeiden und Wohlbefinden zu erhalten (siehe dazu Ecker, Ticic u. Hulley 2016).

> »Das Prinzip der Symptomkohärenz besagt, dass die scheinbar irrationalen, außer Kontrolle geratenen Symptome eines Individuums tatsächlich vernünftige, überzeugende und geordnete Ausdrücke der bestehenden Selbst- und Weltkonstruktionen der Person sind und keine Störung oder Pathologie« (Ecker u. Hulley 1996, S. 139).

Das erinnert mich sehr an die Hypnosystemik, wo es verpönt ist, vom psychischen Widerstand eines Klienten zu sprechen, denn auch diese Veränderung wird im Gegensatz zu den psychodynamischen Therapieschulen als Ergebnis der Kohärenz der mentalen Konstruktionen der Person angesehen – das Symptom wird positiv konnotiert.

In dieser Kohärenzsicht spiegeln die Symptome von Frau Blau wie z. B. die entwertenden inneren Stimmen einen »adaptiven, kohären-

17 Natürlich kann ein Symptom keine »gute Absicht« haben – das ist eine Verdinglichung.

ten Ausdruck des unbewussten emotionalen Lernens (Ecker, Ticic a. Hulley 2012) wider« (Dahlitz 2013, p. 83).

Der für mich entscheidende Unterschied dieses neuen Ansatzes zu kognitiven Regulationsansätzen wie in der Kognitiven Verhaltenstherapie (CBT) ist das Verständnis dafür, dass starke emotionale implizite Erinnerungen, die vom limbischen System gespeichert werden, nicht unauslöschlich sind, sondern transformiert werden können (Toomey a. Ecker 2009). Das war für mich neu, hatte ich noch bei Ledoux in seinem Buch *Das Netz der Gefühle* (2001) gelernt, dass frühe Angstprägungen in der Amygdala löschungsresistent sind.

Die besondere Art des »Symptomverständnisses« in der Kohärenztherapie war es, die mich von Anfang an neugierig machte, vermutete ich doch hier mit Recht viele Überschneidungen mit meinem hypnosystemischen Denken. Kurz gesagt: Wenn uns Klienten Symptome oder Probleme präsentieren, dann gehen wir von der Überlegung aus, dass diese Symptome Lösungsstrategien für dahinterliegende Problemkonstellationen und somit notwendige Konstruktionen der Seele darstellen. Die Kohärenztherapie würde es ähnlich ausdrücken:

> »Die Ursache des präsentierten Problems oder Symptoms eines Therapieklienten erweist sich als nichtbewusstes emotionales Wissen, das das Problem oder Symptom erfordert. Dieses Material ist klar definiert, zugänglich und transformierbar – eine spezifische Konstruktion persönlicher emotionaler Realität, die im subkortikalen und impliziten Gedächtnis in der rechten Gehirnhälfte gehalten wird« (Ecker a. Hulley 2011, p. 1).

Dieses nichtbewusste emotionale Wissen, das das Symptom erschafft, ist auch aus der Sicht der Hypnosystemik eine Realitätskonstruktion, die in der Vergangenheit gebildet wurde und bis in die Gegenwart gilt. Gelingt es, solche unbewussten persönlichen Konstrukte der Vergangenheit in der Gegenwart zu verändern, dann sollten sich die Symptome auflösen, da sie ja keine Funktion mehr haben. Der Begriff »Symptomkohärenz« meint in der Kohärenztherapie das Modell der Symptomerzeugung und ist ein Basiskonzept der gesamten Theorie – deshalb will ich mich etwas ausführlicher damit beschäftigen.

Das symptomverlangende Schema

Beginnen wir mit einem Zitat aus dem Übungshandbuch von Ecker und Hulley (2011) zur Definition der Symptomkohärenz:

> »Ein präsentiertes Symptom eines Therapieklienten tritt einzig und allein deshalb auf, weil es zwingend notwendig und vollkommen sinnvoll ist, es zu haben – zumindest für eines der Anpassungsschemata der Person oder für eine ihrer Konstruktionen emotionaler Realität. Das Symptom ist ein nicht bewusstes, nonverbales, aber klar definiertes und kohärentes Cluster persönlichen Wissens, persönlicher Themen, Absichten, Bedeutungen und Konstrukte« (p. 2).

Aus dieser Aussage hatten wir bereits auf folgende Aussage geschlossen: Sobald kein Schema oder keine Realitätskonstruktion mehr vorhanden ist, die es notwendig machen würde, das Symptom zu haben, dann hört die Person auf, das Symptom zu erzeugen, ohne dass andere das Symptom stoppende Methoden gebraucht werden. Die Autoren nennen das die *»die emotionale Wahrheit des Symptoms«* und bezeichnen dieses oben beschriebene kohärente Cluster, dieses nichtbewusste emotionale Wissen als das *»symptomverlangende Schema«*.

Ein Beispiel: Die Dunkelangst von Frau Gelb

Eine 23-jährige Studentin der Sozialpädagogik, nennen wir sie Frau Gelb, kam wegen Dunkelangst zu mir und berichtete, dass sie das Studentenwohnheim abends nach dem Dunkelwerden nicht mehr verlassen konnte. So saß sie immer in ihrem Zimmer, lernte niemanden kennen und vereinsamte. Am Wochenende fuhr sie regelmäßig nach Hause, um der Mutter Gesellschaft zu leisten, die in ihrer Ehe mit einem depressiv-verschlossenen Ehemann sehr unglücklich war. Wie sich herausstellte, hatte das Symptom »Dunkelangst« die Funktion, dass sie so nichts unternehmen und jemanden kennenlernen konnte, was vielleicht die Sehnsucht gefördert hätte, ihren Wunsch nach Individuation und Ablösung vom Elternhaus zu verstärken. Dadurch hatten sich aber auch die Schuldgefühle verstärkt, die sie empfand, die Mutter in ihrem Unglück beim Vater zurückgelassen zu haben. Somit war das Symptom »Dunkelangst« die Lösung aus dem Dilemma zwischen Loyalitätsbindung und Individuation.

Als Hypnotherapeut kann ich beim Zuhören, wenn der Klient sein Symptom oder Problem das erste Mal beschreibt, nicht nach »Schema F« herausfinden, welche Lösung das Symptom für welches unbewusste Problem des Klienten beherbergt – so einfach ist es nun doch nicht. Es kann wie im obigen Beispiel der Weg sein, um eine wesentliche persönliche Absicht zu erfüllen oder um einem wesentlichen persönlichen Bedürfnis – hier dem Dilemma zwischen Bindung und Individuation – zu entsprechen (funktionaler Aspekt).

Erst wenn es mir mit dem Klienten zusammen im Laufe der Therapie gelingt, das unbewusste symptomverlangende Material aufzudecken, dann werden der Klient und ich ein vertieftes Verständnis für die notwendige Symptomentstehung erreichen können. Das ist notwendig dafür, »das symptomverlangende Material zu transformieren, welcher Typus es auch ist, wodurch die Symptomerzeugung aufhört« (Ecker a. Hulley 2011, p. 4).

4.3 Eine Brücke zur Teiletherapie: der »Anteil«, der das Symptom erzeugt

Um dieses unbewusste, symptomverlangende Wissen oder Schema begrifflich zu fassen, greifen Ecker und Hulley (2011) auf das Teilemodell zurück, was meinem Denken sehr entgegenkommt. Hier ergänzen sich für mich die beiden Konzepte, und der theoretische Ansatz der Kohärenztherapie erlaubt es mir, besser begrifflich zu fassen, was die Ego-State-Therapie unter einem »symptomtragenden Ego-State« versteht, auch wenn die beiden Autoren den Begriff »Teile« immer in Anführungszeichen setzten.

> »Das ist ein Erfahren von emotional Gelerntem, das sich außerhalb des Bewusstseins befindet und das der vertrauten, bewussten Persönlichkeit nicht bekannt ist. Wenn der Klient dieses Schema, diese Teilpersönlichkeit, diesen Anteil, diesen Ich-Zustand, diesen Komplex, diese Realitätskonstruktion subjektiv und unmittelbar erfährt, ist er üblicherweise in einem veränderten Bewusstseinszustand [...]« (Ecker a. Hulley 2011, p. 5)

Dieser »Ich-Zustand« der Kohärenztherapie ist wie in der hypnotherapeutischen Teiletherapie üblich, beschrieben:

- aus einem bestimmten Alter oder Entwicklungsstadium
- entstammt einer Erlebenssituation, häufig ambivalenz- und konfliktbelastet
- wir finden spezifische emotionale und körperliche Reaktionen auf diese Situation
- das dient letztlich der Anpassung, der Sicherheit und dem Überleben.

Zu diesem letzten Punkt lesen wir bei Ecker und Hulley:

> »Er [der Ich-Zustand] hat ein lebendiges, persönliches Wissen, wie diese Situation wirkt, insbesondere, wie sie sich auf die Sicherheit, das Wohlbefinden oder die Gerechtigkeit auswirkt – lebendiges, taktisches Wissen, wie man sich in dieser Situation zwingend notwendig verhalten, wie man fühlen oder denken muss für Sicherheit, Wohlbefinden oder Gerechtigkeit – und das erfordert das Erzeugen des präsentierten Symptoms« (2011, p. 5).

Das alles ist uns aus der Teiletherapie, namentlich der Ego-State-Therapie, sehr vertraut, und die Definitionen sind deckungsgleich. Vielleicht ist jetzt für Sie als Leserin und Leser besser zu verstehen, inwiefern die Theorie der Kohärenztherapie für mich eine Ergänzung zur Teiletherapie darstellt. Aber wie entsteht Veränderung? Können wir als Teiletherapeuten auch hier bei der Kohärenztherapie fündig werden?

4.4 Wie entsteht Veränderung in Kohärenzmodell?

Lassen wir uns für die Beantwortung dieser wichtigen Frage von den Ideen und Aussagen der Kohärenztherapie anregen: Wenn die Quelle und Ursache eines Symptoms, z. B. der Dunkelangst bei Frau Gelb im obigen Beispiel, ein emotionales Lernen in Form eines mentalen Modells oder Schemas ist (z. B. »Ich habe Schuld, wenn es meiner Mutter schlecht geht, ich bin nicht zu Hause, wenn sie mich braucht«), dann wäre eine Therapie wirksam, wenn sie dazu führt, dass dieses Schema seine zwingende, subjektive und einseitige Realität verliert. Wenn Frau Gelb für sich zu der Entscheidung käme »Ich bin für das Wohlergehen meiner Mutter nicht verantwortlich und lebe mein eigenes Leben ohne Schuld«, dann würde die eigentliche Grundlage für die Dunkelangst und die Kontaktvermeidung entfallen.

Über die Entdeckung der Möglichkeit einer Rekonsolidierung der Erinnerung (engl. »memory reconsolidation« [MR]) lesen wir:

> »Ein interner Mechanismus oder Prozess des echten Verlernens war empirisch nicht bekannt, bis MR im Zeitraum 1997–2000 entdeckt wurde (Übersicht bei Riccio, Millin, a. Bogart 2006). Zahlreiche neurowissenschaftliche Studien zu MR zeigten ein vollständiges Verlernen oder ›Auslöschen‹, wobei emotionale Reaktivierungen und Reaktionen mühelos verschwanden, d. h. ohne fortlaufende Präventionsmaßnahmen (z. B. Björkstrand et al. 2015). Das Gleiche wurde berichtet in vielen anekdotischen klinischen Beobachtungen (z. B. Ecker et al. 2012)« (Vaz a. Ecker 2020, p. 2).

Ein erster wichtiger Schritt in der Therapie ist es, den Klienten dafür zu gewinnen, seine bisherige Anti-Symptom-Position zu verlassen (»Bitte machen Sie das weg!«) und sich zu erlauben, die Möglichkeit zu denken, sein Symptom oder Problem könnte ein sinnvolles Konstrukt für ein dahinter verborgenes Konfliktthema sein. Die Aufmerksamkeit des Klienten wechselt so von der Konzentration auf das von ihm bekämpfte Symptom oder Problem hin zu eigenen persönlichen Themen und ungelösten Konflikten der Vergangenheit. In der Hypnosystemik habe ich den Leitspruch gelernt: »Will man ein Symptom verstärken, muss man nur versuchen, es wegzumachen!« – erinnern Sie sich an den »Mafia-Killer-Spruch« von Gunther Schmidt in Kapitel 4. Der Klient beginnt in der Pro-Symptom-Position, Verständnis für sich und seine Symptomgeschichte zu entwickeln – er begreift die symptomverlangende Absicht seines Schemas oder mentalen Modells.

Diesen Vorgang nennt die Kohärenztherapie: *Integration.*

> »Integration = direkte, subjektive Erfahrung der emotionalen Pro-Symptom-Wahrheit, die für gewöhnlich im Alltag aufrechterhalten wird, vor allem, wann immer das Problem oder Symptom auftritt. Der Klient bezieht sich auf das Problem oder Symptom aus und in der emotionalen Pro-Symptom-Realität« (Ecker a. Hulley 2011, p. 48).

Die beiden Autoren machen eine Reihe interessanter Vorschläge, wie man dem Klienten durch gezielte Therapietechniken helfen kann, die subjektive Erfahrung der Pro-Symptom-Realität körpernah zu erleben. Erst dieses verkörperte Verstehen und Begreifen schafft den Spielraum direkt hin zur Rekonsolidierung impliziter Muster der rechten Gehirnhälfte.

Neben den sicher hilfreichen Therapietechniken – die ich Sie bitte, bei Ecker und Hulley (2011) nachzulesen – besinne ich mich hier auf die Vorzüge der hypnotherapeutischen Teiletherapie, um ein Eintauchen in die subjektive »Realität« der Konstrukte und der Schemata dem Klienten erfahrbar zu machen. Durch eine Reise zurück auf der Zeitlinie (Affektbrücke) begegnet der erwachsene Klient von heute noch einmal seinem jüngeren Ich und kann im Kontakt mit verschiedenen Selbstanteilen die subjektive Erinnerung an das Dilemma von damals neu rekonstruieren. Hinter dem Leid, das er heute wegen des Symptoms spürt, taucht nun das noch schlimmere Leid auf, das er damals erlitten hatte. Ecker und Hully haben recht, wenn sie über die Integrationserfahrung für den Klienten an diesem Punkt der Therapie schreiben:

> »Existenzielle Erkenntnis. Erkennt, spürt und setzt sich mit dem zentralen existenziellen Dilemma auseinander – dem ›tatsächlichen‹ Problem –, das bisher unbewusst war und durch die Symptomproduktion gelöst wurde« (2011, p. 48).

Vor dem zweiten, großen und wichtigen Schritt der Rekonsolidierung des Erinnerungsschemas kommt nun ein Schritt, den wir in der Hypnotherapie »die Suche nach der Ausnahme« oder »die Reise in die Lösungszeit« nennen. Zur besseren Orientierung noch einmal die bisherigen Therapieschritte in der Sprache der hypnotherapeutischen Teiletherapie:

a) Welche Symptome/Probleme präsentiert der Patient?
b) Pro-Symptom-Position: Welcher Konflikt, welches Leid wird durch das Symptom aus damaliger Sicht »gelöst«?
c) Wie kann die Lösung von damals wertgeschätzt und durch eine neue Lösung abgelöst werden, die im kreativen Unbewussten schon vorhanden ist (Ausnahme von der Regel)?

4.5 Identifizierung von widersprüchlichem Wissen

Nach dem oben beschriebenen Schritt A, der sogenannten Symptomidentifizierung, und dem Schritt B, der »Hervorholung des anvisierten Gelernten (symptomverlangendes Schema)«, kommt nun in der Sprache der Kohärenztherapie im Schritt C die »Identifizierung von widerlegendem Wissen«, also einer Erfahrung, die dem »symptomverlangendem Schema« widerspricht. Ecker et al. (2016) nennen das: »Identifizierung von nicht übereinstimmendem Wissen«.

Der Vorgang selbst kann so beschrieben werden:

> »Ermitteln Sie eine lebendige Erfahrung (aus der Vergangenheit oder Gegenwart), die dem Klienten verfügbar ist und als lebendiges Wissen dienen kann [Satz im Orig. grammatisch nicht in Ordnung], das vollkommen unvereinbar ist mit dem Realitätsmodell in dem anvisierten emotional Gelernten, das in Schritt B hervorgeholt wurde, derart, dass beide unmöglich wahr sein können« (Ecker et al. 2016, S. 56).

Der wesentliche Punkt ist, dass der Klient die Erfahrung macht, dass die neue Erfahrung sich mit dem anvisierten Gelernten ausschließt und die grob verallgemeinernde Behauptung »Es war immer so«, »Das ist die einzige Wahrheit« widerlegt: Die Ausnahme wirkt jetzt wie eine Musterunterbrechung und Verstörung des Denksystems und stellt augenblicklich die Generalisierung infrage. In der Systemik nennen wir das »Neuordnung durch Fluktuation« oder in der Teiletherapie: Der Erwachsenen-Anteil verwechselt sich nicht mehr mit dem symptomerzeugenden Kind-Anteil.

Fallbeispiel Frau Gelb – Fortsetzung:

Nehmen wir an, Frau Gelb berichtete mir von einer Szene, die sich am letzten Wochenende in ihrem Elternhaus zugetragen hatte: Beim Abschied von den Eltern am Sonntag, bevor sie wieder zu ihrem Studienort reisen wollte, habe ihre Mutter bitter geweint und sich beklagt, dass Frau Gelb so weit weggezogen sei und sie im Stich lasse. Diese Klagen lösten bei Frau Gelb erhebliche Schuldgefühle aus. Auf meine Frage, woher sie diese Gefühle und Konflikte kenne, berichtete sie von Szenen in der Kindheit, in denen die Mutter immer depressiv oder krank wurde, wenn sie eigenständig und etwas für sich unternehmen wollte. Ich schlug Frau Gelb vor, mit mir zusammen mit dem Memory-Train zurück in die Vergangenheit zu reisen und uns als Erwachsene von heute so eine Szene anzuschauen. Mit Tarnkappen versehen, begaben wir uns ins Elternhaus und erlebten, wie die Zwölfjährige versuchte, ihre Mutter zu überzeugen, mit den Pfandfindern in ein Sommerlager fahren zu dürfen, und allein wegen dieses Wunsches von der Mutter tagelang mit Strafschweigen belegt wurde. Die Mutter vermittelte Frau Gelb, dass sie es nicht aushalten könne, verlassen zu werden, und drohte gar mit Selbstmord. In diesem Moment ging ich mit der erwachsene Frau Gelb aus der Szenen heraus und fragte sie auf der Erwachsenenebene (auf Augenhöhe): »Wie finden Sie das aus heutiger Sicht? Was meinen Sie dazu als zukünftige Sozialpädagogin, ist das richtig, was die Mutter da von ihrer Tochter fordert?« Frau Gelb antwortet nach etwas Zögern: »Das ist eigentlich eine seelische Vergewaltigung, die meine Mutter mir angetan hat, ich kann und werde sie nicht retten.«

Eine *Diskrepanzerfahrung* tritt dann auf, wenn eine Versuchsperson während oder kurz nach der Reaktivierung der Zielerinnerung eine sogenannte *Erwartungsverletzung* erlebt, d. h. eine direkte Wahrnehmung eines Unterschieds zwischen dem, was gemäß dem alten Lernziel bekannt und erwartbar wäre, und etwas, das wie eine Neubewertung aussieht oder eine erinnerbare Ausnahme von der Regel. Wir provozieren aus systemischer Sicht eine *Musterunterbrechung* durch Unterschiedsbildung – so beschreiben Ecker und Kollegen die Ergebnisse aus Laboruntersuchungen.

Welche Techniken stehen uns in der hypnotherapeutischen Teiletherapie zur Verfügung? Der Klient kann z. B. angeleitet werden, sich auf einem inneren Bildschirm die Szene aus Erwachsenenperspektive anzusehen (Screentechnik) oder mittels Zeitlinienarbeit die Szene noch einmal zu erleben (Hypnotherapie) oder mittels Stühlearbeit (Ego-State-Therapie) einen Dialog zwischen Kind- und Erwachsenenanteil zu führen – immer mit dem Ziel: Durch das Erleben dieses widersprüchlichen Wissens bei gleichzeitiger Reaktivierung des Zielschemas registriert das Gehirn der Person die kritische Erfahrung der Diskrepanz. Dieser Vorgang wird von Gedächtnisforschern als Vorhersagefehler oder Gedächtnisfehlanpassung bezeichnet.

> »Daraufhin erfährt die neuronale Kodierung des Ziellernens eine schnelle Überleitung: Sie wechselt auf einer Zeitskala von etwa 1 Minute von einem stabilen, ›konsolidierten‹ Zustand im Langzeitgedächtnis in einen destabilisierten, dekonsolidierten Zustand, der etwa 5 Stunden andauert. Während dieses ›Rekonsolidierungs-Fensters‹ ist die Kodierung empfänglich für eine Revision durch irgendein relevantes neues Lernen. Nach 6 Stunden hat sich die Kodierung automatisch restabilisiert und rekonsolidiert« (Vaz a. Ecker 2020, p. 3).

4.6 Wie kann dieser destabilisierte, dekonsolidierte Zustand im Langzeitgedächtnis gefördert werden?

Was mich in der Argumentation von Ecker et al. überzeugt hat, sind ihre Darstellung der Grundlage ihrer Transformationsmethodik und die inhärenten Regeln für gleichzeitig vorhandene Realitätsmodelle (Ecker a. Hulley 2011), die mir bislang unbekannt waren. Danach gestatten Gehirn und Geist die Koexistenz beliebig vieler widersprüchlicher, unvereinbarer Konstrukte/Schemata/Wissensinhalte, solange die widersprüchlichen Wissensinhalte getrennt gehalten werden und nie miteinander in Kontakt kommen, sie niemals in dasselbe Bewusstseinsfeld treten und nie zusammen erfahrbar werden. Jetzt ein längeres Zitat, das den Zustand und die Lösung sich widersprechender Konstrukte beschreibt:

> »Doch Gehirn und Geist gestatten keine Unvereinbarkeit oder keinen Widerspruch zwischen Konstrukten, die gleichzeitig im selben Bewusstseinsfeld vorhanden sind, nebeneinanderstehen und zusammen erfahren werden. Wenn es zu einer Nebeneinanderstellung unvereinbarer Konstrukte kommt, hat der Geist drei Möglichkeiten, sie zu beseitigen:
>
> *Lockere Auslegung:* Der Geist bastelt an der Wahrnehmung oder Bedeutung eines Konstrukts oder beider Konstrukte herum, damit sie miteinander vereinbar erscheinen (Piaget: Assimilation).
>
> *Spaltung:* Der Geist spaltet die Realität schnell wieder auf, sodass die unvereinbaren Konstrukte völlig voneinander getrennt bleiben und nie zusammen erfahren werden; wodurch beide existieren können.
>
> *Transformation:* Wenn der Geist der Unvereinbarkeit der nebeneinandergestellten Konstrukte ins Auge sieht und sie akzeptiert, dann transformiert er das stärker einschränkende Konstrukt grundlegend (verlernt es, ändert es oder löst es auf), weil dessen wahrgenommene Echtheit oder Wahrheit vom anderen widerlegt wurde (Piaget: Akkommodation) (Ecker a. Hulley 2011, pp. 56 f.: Hervorh. im Orig.).«

Daraus leitet sich für mich ein Merksatz ab, der für meine hypnotherapeutische Arbeit und speziell für die Teilearbeit von großer Wichtigkeit ist und den ich den Arbeiten von Ecker und Kollegen verdanke:

> *Ein symptomerzeugendes Schema wird verlernt und aufgehoben, wenn ein anderes, grundlegend unvereinbares lebendiges Wissen im selben Bewusstseinsfeld subjektiv zusammen erfahren – nebeneinandergestellt – wird.*

Für dieses Nebeneinander zweier sich ausschließender Erfahrungen wurde in der Kohärenztherapie ein eigener Ausdruck geprägt: *die Nebeneinanderstellungs-Erfahrung*. Ich möchte mich damit noch etwas intensiver befassen, da ich annehme, dass wir in der Hypnotherapie sehr viel mit diesem Konzept arbeiten, aber es nur anders benennen.

Die Nebeneinanderstellungs-Erfahrung

Die felsenfeste Überzeugung, dass mich nie jemand dazu bringen wird, dem Modetrend zu folgen und Insekten oder Raupen usw. zu verspeisen, konnte ich nur so lange radikal vertreten, bis mich meine Frau daran erinnerte, dass wir vor Jahren in Kambodscha eine »Streetfood-Tour« gemacht und auf dem Markt gebratene Raupen, Schlangen und Heuschrecken gegessen hatten und mir das alles geschmeckt hatte. Da war es vorbei mit der Ausschließlichkeit, und ich musste meine Überzeugungen den realen Erfahrungen anpassen.

Die Tatsache, dass die Nebeneinanderstellungs-Erfahrung ein tief verwurzeltes emotionales Schema auflösen kann, wurde klinisch von Ecker und Hulley erstmalig entdeckt und in ihrem Buch *Depth oriented brief therapy* (1995) (dt. etwa *Tiefenorientierte Kurztherapie*) beschrieben. Eine exakte empirische Bestätigung, dass sich Schemata durch Nebeneinanderstellung aufheben lassen, kam 2004 von Untersuchungen der Neurowissenschaftler zur Gedächtnisrekonsolidierung, schreiben die Autoren[18]:

> »Die erste Nebeneinanderstellungs-Erfahrung des Klienten ist eine intensive Nichtübereinstimmungs-Erfahrung oder die Erfahrung eines Vorhersagefehlers, die, wie umfangreiche Untersuchungen belegen, sofort die neuronale Codierung des anvisierten Gelernten destabilisieren oder aufschließen und dadurch den Gedächtnisrekonsolidierungsprozess in Gang setzen. Das anvisierte Gelernte ist dann empfänglich für ein grundlegendes Verlerntwerden und eine Aufhebung« (Ecker u. Hulley 2016, S. 57).

Fassen wir die einzelnen Therapieschritte der Kohärenztherapie in der Sprache von Ecker et al. noch einmal in Abbildung 4 zusammen.

Ich möchte jetzt die Einzelheiten des spannenden Therapiekonzepts der Kohärenztherapie verlassen und nun darstellen, welchen Klärungswert die Überlegungen von Ecker, Ticic und Hulley für mein Verständnis von Hypnotherapie und Teiletherapie in den letzten Jahren ergeben haben. Irgendwie hatte ich beim Lesen der Bücher von Ecker et al. den Eindruck, dass ich plötzlich Wörter und Begriffe für etwas hatte, was täglich vor meinen Augen in der Praxis passierte, das ich aber nicht erklären konnte.

18 Eine Liste all der Arbeiten zu dem Thema finden Sie unter: https://coherencetherapy.org/discover/detections-of-mismatch-requirement.htm [10.02.2023].

Der therapeutische Rekonsolidierungsprozess (= Neuspeicherung) – die Therapieschritte
Vorbereitungsphase a) Symptomidentifizierung b) Abrufen des dem Symptom zugrunde liegenden emotionalen Lernens c) Identifizierung von widerlegendem Wissen.
Löschungssequenz = Tilgungssequenz 1) Reaktivierung des symptomverlangenden Schemas (B) 2) Aktivierung des widerlegenden Wissens, das mit dem symptomverlangenden Schema nicht übereinstimmt (B) (erste Gegenüberstellung, Destabilisierung des Zielschemas) 3) Wiederholung der Koppelung (B–C); Gegenlernen und Annullierung des Zielschemas.
Verifizierungsphase = Verifizierung der Auslöschung des Zielschemas – Beendigung des Symptoms – Nichtreaktivierung des Zielschemas – mühelose Dauerhaftigkeit.

Abb. 4: Therapeutischer Rekonsolidierungsprozess, ergänzt (aus: Vaz a. Ecker 2020)

5 Wirkfaktor: Nebeneinanderstellungs-Erfahrung

Stichworte: Welches ist die Botschaft des »symptomassoziierten Ich-Zustandes«, und wie nutzen wir die Teiletherapie, um das Problem hinter der Lösungstrance zu verstehen? Dafür, eine neue Erfahrung zu machen, braucht es eine sogenannte »Nebeneinanderstellungs-Erfahrung«, d. h. die gleichzeitige Unvereinbarkeit zweier sich ausschließender Erfahrungen zur Auslöschung des Schemas/Musters. Das ist der Schlüssel für Veränderung.

Die Arbeit mit den inneren Seiten/Anteilen ist eine vom Therapeuten gesteuerte Dissoziationstechnik, die dem Klienten hilft, sein Problem so zu verstehen, dass nicht immer die ganze Person vom Problem betroffen ist und sich damit die ganze Person mit dem Problem identifiziert (verwechselt), sondern dass nur eine Seite der Person sich vorübergehend mit dem Problem identifiziert. In der Regel bringt das für den Klienten eine sofortige Entlastung und stärkt seine Fähigkeit zur Selbstreflexion: Ich bin nicht das Problem, ich habe ein Problem – und deshalb bin ich mehr als mein Problem.

Nach meiner Erfahrung ist alleine die mentale Dissoziation eines Teils der Persönlichkeit von der Gesamtpersönlichkeit eine sehr effektive Methode dafür, bewusstere Kontrolle über Bedürfnisse, Sehnsüchte, Impulse und Wünsche zu erlangen. Neurobiologisch gesehen, stärken wir mit dem Seitenangebot (s. dazu in Kap. 2 zu Gunther Schmidt) die selbstreflexive Funktion des präfrontalen Kortex (PFC). Mittels dieses Seitenangebotes war es mir häufig möglich, beim Klienten sofort das Erleben von Wahlfreiheit, Kompetenz und Zuversicht zu steigern.

Der erste Teil unserer hypnotherapeutischen Arbeit im Teilemodell hat den Fokus, dem vom Klienten vorgetragenen Problem oder Symptom, z. B. Dunkelangst wie bei Frau Gelb und bulimische Anfälle wie bei Frau Grün, einen Sinn zu geben, anstatt wie bisher zu hoffen, so gut wie möglich mit ihnen zu leben, sie zu ertragen oder sie vom Therapeuten wegmachen zu lassen. Wir müssen den Klienten ermutigen, in den Symptomen einen Sinn, eine Funktion für das Gesamtsystem zu sehen. Erst das macht ihn empfänglich für eine Erkundung des jüngeren, symptomerzeugenden Anteils in Hypnose. Bitte denken Sie an den Leitsatz der Hypnotherapie: »Das Symptom ist nicht das Problem, sondern die Lösung für ein Problem.«

> »Wie bereits erwähnt, ist ein emotionales Lernen, das einem bestimmten Symptom zugrunde liegt, im Kern ein mentales Modell oder Schema, nach dem das Symptom in irgendeiner Form notwendig ist, um adaptive, kohärente Weise zu erleben. Die direkte, affektive Erfahrung des Schemas bringt die unmittelbare Erfahrung sowohl eines Selbstschutzes, der das Vorhandensein des Symptoms erforderlich macht, als auch die persönliche Verantwortung für die Entstehung des Symptoms (Ecker et al. 2012)« (Vaz a. Ecker 2020, p. 7).

Ein für mich entscheidender Schritt in der Teiletherapie ist das »Auffinden von widersprüchlichem Wissen« (Schritt C der Vorbereitungsphase in der TRP, siehe Abb. 3) oder die Einführung der erwachsenen Person aus der Gegenwart als innere steuernde Instanz, was ich an anderer Stelle (z. B. Peichl 2012, 2023) mehrfach beschrieben habe.

Lassen Sie uns jetzt in diesem Kapitel den Grundgedanken der Kohärenztherapie (TRP), nämlich die Suche nach einer Erfahrung beim Klienten, die den Hauptmerkmalen der Zielerfahrungen widerspricht, ins Zentrum unserer Aufmerksamkeit rücken. Diese Idee von der der Symptomlogik widersprechenden Erfahrung ist ein entscheidender Wirkfaktor und hat deshalb auch in der Hypnotherapie einen prominenten Platz.

Lassen Sie es mich mit den Worten von Vaz und Ecker (2020) sagen, da hier die Brücke zur Ego-State-Therapie deutlich wird:

> »Es besteht die Aufgabe nun darin, aktiv ein solches widersprüchliches Erlebnis in der Gegenwart zu schaffen. […] Dies kann auf verschiedene Weise geschehen (Ecker a. Hulley 2019), mithilfe von Alltagserfahrungen, der Beziehung zwischen Klient und Therapeut, der Arbeit mit Teilen oder dem Ego-State oder einer strukturierten Wiederholung einer vergangenen Erfahrung, die zum Erlernen des symptomauslösenden Schemas beigetragen hat, wobei der Klient nun angeleitet wird, die ursprüngliche Situation auf eine neue Weise wahrzunehmen und zu erleben, die das ursprüngliche Lernen widerlegt« (p. 9).

Ich wende mich nun dem nächsten Schritt zu, der dauerhaften Löschung des alten Schemas (die TRP-Schritte 1, 2 und 3; die ECPE aus der MR-Forschung) oder, in Teilesprache: der Integration des symptomtragenden Ego-States in ein Gesamtkonzept des Selbst.

5.1 Die Phase des Umlernens – die »Tilgungsphase«

Bitte denken Sie jetzt an eine (falls Sie eine durchgeführt haben) Teiletherapie der jüngsten Zeit, und rekapitulieren Sie bitte den von Ihnen gestalteten Therapieverlauf: Nachdem Sie (vermutlich) Kontakt zu dem Ich-Zustand, der den emotionalen Lernprozess – das »symptomverlangende Schema« – beinhaltet, aufgenommen hatten und im Dialog mit dem Anteil seine Funktion und die »gute Absicht« des Symptoms verstanden hatten, sind Sie einen Schritt weitergegangen: Sie haben nach Wegen gesucht, das generalisierte Schemawissen des Ich-Anteils infrage zu stellen.

Dazu haben Sie sich in der Teiletherapie der Tatsache bedient, dass Ihr Klient Stärken und Ressourcen besitzt, heute in der Gegenwart lebt und neue Lösungen aufgrund der Potenzialhypothese[19] möglich sind. Damit sind wir aber noch nicht am Ende angekommen, sondern starten jetzt die Phase des Umlernens, in der TRP die »Tilgungsphase« genannt.

Vielleicht werden Sie etwas enttäuscht sein, dass jetzt ein neues Stück Arbeit in der Therapie vor uns und dem Klienten liegt und das Ganze doch nicht Zauberei ist. Warum schreibe ich das? Weil ich oft Klienten sehe, die viele Jahre Therapie gemacht haben (»Ich habe schon alles durch«) und dann glauben, die Teiletherapie wäre so etwas wie eine »Wundertherapie« – und »Abrakadabra!« ist alles gelöst. Oft kommen sie – von Freunden und Freundinnen geschickt, die ein Buch dazu gelesen oder von Kollegen die unrealistische Vorstellung haben: Einmal das »innere Kind« getröstet und versorgt, einmal dem sogenannten Täterintrojekt eine Stimme gegeben – und die lastende Vergangenheit ist gelöst. Zu dieser völlig überzogenen Erwartung an die Teiletherapie (Ego-State-Therapie) tragen leider auch die Livedemonstrationen der »Meister« teil, die auf der Bühne Prozesse bei den Freiwilligen aktivieren, die sicher oft sehr spektakulär sind, aber von denen man kaum weiß, ob sie außer einem narzisstischen Kick bleibende Veränderungen hinterlassen. Zum anderen vermitteln die Lehrbücher zur Teiletherapie oft, man müsse halt die vorgeschlagenen

19 Die Potenzialhypothese von Erickson ist eine grundlegende Hypothese der hypnosystemischen Beratung/Therapie. Sie besagt, dass der Mensch für die Lösung seiner psychischen, psychosomatischen und interaktionellen Probleme eigene Kompetenzen besitzt. Die Bereiche, in denen die Kompetenzen abgespeichert sind, müssen fokussiert und aktiviert werden.

Prozeduren einmal machen, und dann ändere sich schon was. Das ist nicht meine Erfahrung, im Gegenteil, es braucht einen weiteren Schritt, und ich bediene mich wieder des Vokabulars der TRP – es braucht eine *Transformationserfahrung.*

5.2 Die Botschaft des symptomassoziierten Ich-Zustandes

Auch wenn ein depressives oder verängstigtes inneres Kind in seiner Not angehört, getröstet und versorgt ist – der Klient hat ihm hier und heute einen wertschätzenden Platz eingeräumt –, ist davon auszugehen, dass der Klient noch häufiger in Situationen gerät, wo dieser Kinderanteil getriggert wird. Was der Klient nun braucht, ist eine überzeugende Erklärung, warum das jetzt wieder passiert und es ihm so schlecht geht.

Nützliche Therapiestrategie: Es gilt, dem Klienten im Hier und Jetzt zu helfen, einen Satz zu formulieren, in dem

- die eigene Absicht und Beteiligung an der Symptomproduktion des Ich-Zustandes und
- die gut gemeinte »Lösung« für das dahinterliegende Problem deutlich werden.

Für Frau Grün fanden wir folgenden Satz:

> *»Ein bulimischer Anfall hilft mir, die unerträglichen Spannungen loszuwerden, die mich quälen, da ich mich dafür hasse, ein bedeutungsloser Mensch zu sein, der kein Recht hat zu leben«.*

Das bewusste und offene Aussprechen dieses Satzes in der Therapie stellt für Frau Grün schon eine

> »Integrationserfahrung dar, denn es war ein erneutes, explizites, subjektives Erleben eines eigenen symptomverlangenden Schemas oder einer Pro-Symptom-Position. Bei einer Integrationserfahrung geht es im Kern darum, den Klienten *aus* und *in* der empfundenen emotionalen Realität der Pro-Symptom-Haltung sprechen zu lassen und sie als die eigene emotionale Wahrheit auszudrücken« (Ecker u. Hulley 2016, S. 83).

Um die emotionale Wahrheit des Symptoms in richtige Worte zu fassen, habe ich unter dem Titel »Sprechen Sie Limbisch?«[20] bei Ecker et al. viel gelernt. Ziel ist die Formulierung einer sehr einprägsamen, in der Gegenwartsform artikulierten, lebendigen und sehr persönlich gehaltenen Ausdrucksweise, bei der der Klient aus der und in der subjektiven Erfahrung der leidenschaftlichen emotionalen Pro-Symptom-Realität spricht, schreiben Ecker und Kollegen. Aber warum nennen wir das »limbisch«? Weil die Umgangs- und Alltagssprache häufig viel zu verallgemeinernd, intellektualisierend und unpersönlich ist und wir es ja mit impliziten Botschaften im emotionalen Gedächtnis zu tun haben, und das sitzt nun mal im limbischen System und kann nur mit Körpermarkern und Bildern des PFC kommunizieren – Reden ist eine Etage höher.

> »Wollen wir, was für die Gestaltung von Erleben äußerst wichtig ist, mit den entwicklungsgeschichtlich älteren Bereichen unseres Gehirns kommunizieren und kooperieren, müssen wir eben auch ihre Kommunikations- und Funktionsweise berücksichtigen. Bei den Alligatoren und Kühen wird eben noch nicht so viel gesprochen, sehr wohl aber viel ›gebildert‹. Deshalb greifen auch Interventionen, die vor allem auf sprachliche Beeinflussung setzen, für viele Themen viel zu kurz und werden schlicht nicht hilfreich genug« (Schmidt 2005, S. 32).

Für Schmidt bietet sich an, die metaphorische Eigensprache eines jeden Klienten sehr wortwörtlich zu nehmen und in den Formulierungen Bilder, Metaphern, Imaginationen usw. zu verwenden.

Diesen Satz, der die Pro-Symptom-Position in Worte fasst, können Sie gerne auch auf eine Karteikarte schreiben und dem Klienten zum täglichen Lesen mitgeben:

> *Ziel ist es, dass der Klient mehr und mehr sein symptombezogenes Erleben als etwas von ihm Hervorgebrachtes, als seine emotionale Wahrheit erlebt und beginnt, die Verantwortung dafür zu übernehmen.*

Im Sinne der Teiletherapie freundet er, der Klient, sich sozusagen mit seinem symptomassoziierten Kind-Anteil an und hört auf, sich dafür zu schämen, zu hassen und erlebt ihn als einen Teil von sich selbst.

---

20 Das ist ein Ausdruck von Gunther Schmidt: »Limbisch sprechen« heißt, über Bilder und Körperempfindungen zu kommunizieren.

»Ja, das ist eine Seite von mir, und wenn ich mich einmal wieder damit verwechsele, dann sehe ich die Welt heute durch die Augen des einsamen, ängstlichen Kindes in mir.« Allein dieses Erleben schafft etwas Distanz in einer Notsituation: »Nicht die ganze Sylvia ist verzweifelt, es ist nur ein Teil von mir, und Essen und Erbrechen wäre eine ›prima‹ Lösung, aber vielleicht gibt es auch noch Alternativen.« Ellert Nijenhuis nennt das in der enaktiven Therapie eine »Personifikation« und »Präsentifikation« – aber davon später.

5.3 Die Nebeneinanderstellungs-Erfahrung und die Auflösung des Schemas

> »Das Tilgen von emotional Gelerntem bedeutet die Auflösung bestimmter Konstrukte, die das emotionale Gehirn benutzt. Und diese Konstrukte werden nur aufgelöst, wenn sie so unmittelbar und eindeutig durch eine lebendige neue Erfahrung widerlegt werden, dass das emotionale Gehirn selbst die Widerlegung seiner eigenen Konstrukte erkennt und akzeptiert. In solchen Momenten der Widerlegung wird das, was zuvor real erschien, als eines der eigenen fehlbaren Konstrukte erkannt.« (Ecker u. Hulley 2016, S. 89)

Machen wir uns also noch mal ganz bewusst: Damit eine Destabilisierung der Kodierung im impliziten Gedächtnis stattfinden kann, müssen wir dem Gehirn zwei Erfahrungen kurz aufeinanderfolgend anbieten:

1) Reaktivierung der Lernerfahrung (Schema, Ego-State, Muster der Vergangenheit) in einer lebendigen Erfahrung im Hier und Jetzt, mit seinen verschiedenen Komponenten, auf verschiedenen Sinnesebenen als auslösender Kontext sowie
2) Wahrnehmung oder Erkennen einer Diskrepanz zwischen der Welt, wie sie gemäß dem reaktivierten Ego-State bekannt ist und vom Klient immer neu erwartet wird, und der Welt, wie sie tatsächlich in diesem Moment erlebt wird – mit allen Diskrepanzen und Veränderungen gegenüber früher. Diese wahrgenommene Abweichung von den Erwartungen wird von den Gedächtnisforschern als »Vorhersagefehler« (engl. »prediction error«) oder Memory-Mismatch-Erfahrung bezeichnet.

> »Neurowissenschaftler betrachten die Rekonsolidierung als den angeborenen Prozess des Gehirns zur Aktualisierung von Erinnerungen, weil er nur dann in Gang kommt, wenn eine Erfahrung der Diskrepanz und Überraschung mit der Reaktivierung einer bestehenden Lernerfahrung oder eines Schemas einhergeht« (Ecker 2018, p. 16).

Aufgrund dieser Zitate stelle ich mir vor, dass durch fast gleichzeitige Präsentation der impliziten Grundüberzeugung, die Ausdruck in der Welt- und Selbstbeschreibung des in Trance herausgerufenen Ego-States aus der Vergangenheit findet, und der Präsentation des widerlegenden Wissens durch Selbstreflexion in der Gegenwart durch den erwachsenen Selbstanteil eine Unvereinbarkeit im Arbeitsgedächtnis zu einer erzwungenen Rekonsolidierung führt: wir Therapeuten erzeugen im Klienten eine *Nebeneinanderstellungs-Erfahrung*, der Klient spürt subjektiv zwei verschiedene Wissensinhalte gleichzeitig, und beide fühlen sich für ihn real an, dennoch können nicht beide gleichzeitig wahr sein.

> »Der dekonsolidierte, destabilisierte Zustand des Ziellernens hält für etwa fünf Stunden an (das ›Rekonsolidierungsfenster‹). Nach sechs Stunden hat sich die neuronale Kodierung automatisch restabilisiert oder rekonsolidiert (Pedreira, Pérez-Cuesta a. Maldonado 2002; Walker, Brakefield, Hobson a. Stickgold 2003)« (Ecker a. Vaz 2022).

Bleiben wir noch einmal bei dem *widersprüchlichen Wissen:* In diesem Moment richten wir unseren Fokus auf Erfahrungen, Ereignisse, Einstellungen zu uns selbst oder zu Kontexten, die diametral von dem Welt- und Selbstverständnis des symptomassoziierten Ego-States abweichen. Wir suchen nach der Ausnahme von der Regel, einem Moment des Befreitseins vom Symptom oder dem Wissen, dass eigene Stärken und Ressourcen hilfreich waren und sind. Ich erkundige mich aktiv und auch hartnäckig nach jeder Erinnerung oder Erfahrung des Klienten, die in direktem Widerspruch zu den spezifischen impliziten Lernmustern steht, die die Symptome des Klienten aus »guter Absicht« aufrechterhalten. Dies ist keine leichte Aufgabe, da die autobiografischen Erinnerungen des Klienten gespickt sind mit bestätigenden Geschichten und Überzeugungen, die das Symptom umkreisen. Was wir suchen, ist eine Erfahrung, die den Hauptmerkmalen der Zielerfahrungen widerspricht. Wenn wir trotz intensiven Bemühens nicht fündig werden, besteht die Aufgabe nun darin, aktiv ein solches widersprüchliches Erlebnis in der Gegenwart zu schaffen.

Ich bevorzuge für diesen Schritt im Therapieprozess eine Stühletechnik aus dem Monopsychodrama nach Moreno.[21]

Hier kurz die Vorgehensweise:

> Ich stelle drei Stühle im Dreieck auf:
>
> Stuhl 1 = der Stuhl des erwachsenen Klienten
>
> Stuhl 2 = der innere Therapeut des Klienten
>
> Stuhl 3 = mein Stuhl als Therapeut und Supervisor des inneren Therapeuten.

5.4 Das Ein-Personen-Rollenspiel: Ablauf

Der Klient nimmt auf dem Stuhl 1 Platz, denkt an die Botschaft des symptomassoziierten Ego-States und wiederholt laut den Satz, den wir zur Beschreibung des symptomverlangenden Schemas gebildet haben. Ich bitte ihn noch einmal, ganz in diese Denkwelt einzutauchen. Sachse würde das »die Wiederholung der dysfunktionalen Annahme/ Schema« nennen.

Dann bitte ich den Klienten, sich in die Rolle des »inneren Therapeuten« zu begeben.

> »Auf der Therapeuten-Position hat der Klient z. B. die Aufgabe, sich von seinen Annahmen zu distanzieren, sie kritisch zu hinterfragen und zu prüfen, Gegenannahmen oder Gegenaffekte zu entwickeln, Ressourcen zu aktivieren, den Klienten zu Veränderungen zu motivieren usw.« (Sachse et al. 2008, S. 5).

Der Klient auf der Therapeuten-Position arbeitet mit mir als seinem Supervisor Gegenstrategien gegen die dysfunktionale Annahme aus, indem wir widerlegendes Wissen sammeln.

> »Diese Phase beginnt mit der Instruktion an den Klienten. Diese beinhaltet einige sehr wichtige Elemente, wie die Anweisung, der eigene

21 Die Anleitung zur Methode findet sich im Internet unter »Ein-Personen-Rollenspiel« nach Rainer Sachse, Jana Fasbender, Janine Breil und Meike Sachse. Verfügbar unter: https://www.ipp-bochum.de/n-kop/epr-schemata-bearbeitung.pdf [10.02.2023].

> Therapeut zu sein und sich als solcher bewusst von der Annahme des Klienten zu distanzieren. Sitzt der Klient auf dem Therapeuten-Stuhl, sagt der Supervisor: ›Sie sind jetzt Ihr eigener Therapeut. Das heißt, Sie sind ganz anderer Meinung als Ihr Klient. Ihre Aufgabe ist es, etwas zu finden, was Ihrem Klienten hilft. Ich unterstütze Sie dabei. Wir können erst einmal beraten, was hilfreich sein könnte. Ihr Klient sagt … (der Supervisor wiederholt die Annahme des Klienten) … Was könnte Ihrem Klienten helfen?‹ Dann formulieren Supervisor und Klient-Therapeut eine (mehr oder weniger lange) Gegenstrategie« (Sachse et al. 2008, S. 7).

Wenn wir genug gefunden haben, sagt der Klient dem auf Stuhl 1 ihm gegenüber imaginierten erwachsen Klienten: »Da möchte ich dir als deinem inneren Therapeuten widersprechen, dass das für immer und ewig so gilt, was du da sagst. Ich möchte dich erinnern …«
Das Verlernen, so habe ich bei Ecker gelernt, findet erst statt, wenn der Klient beides gleichzeitig erlebt, wenn also das Lernen und das widersprüchliche Wissen im selben Bewusstseinsfeld nebeneinander erlebt werden können – darum nennen wir das die *Nebeneinanderstellungs-Erfahrung*.

5.5 Mehr zur Nebeneinanderstellungs-Erfahrung

Der eigentliche Kern des Veränderungsprozesses für den Klienten ist sein Erleben, dass zwei konträre Annahmen über sich selbst *nicht* gleichzeitig richtig sein können: Ich bin immer und jedes Mal von Vater benachteiligt worden, *und* ich war seine Lieblingstochter. Unsere Aufgabe als Therapeuten ist es, diese Nebeneinanderstellung durch die oben beschriebenen Schritte zu erzeugen und dann in einem weiteren Schritt körpernah, mit allen Sinnen, die widersprüchlichen Erkenntnisse zu erleben. Das ist das Geheimnis vieler hypnotherapeutischer Interventionen. Das Grundprinzip kann für die Hypnotherapie so beschrieben werden:

1) Der Therapeut leitet den Klienten in Trance dazu an, sich wieder mit seiner affektiv empfundenen Erfahrung der ursprünglichen Lernerfahrung zu identifizieren: durch eine Regression auf der Zeitlinie in den Konfliktmoment von damals, durch Aktivierung eines jüngeren Ich-Anteils, durch Arbeit mit Stühlen und Rollentausch usw. Nachdem diese emotionale, körperlich erlebte Wahrheit wieder affektiv reaktiviert wurde, lädt der Therapeut den Klienten …

2) zur lebendigen Erfahrung der widersprüchlichen Erkenntnisse, wie sie in der Vorbereitungsphase schon verbalisiert wurde, ein. Das kann durch Aktivierung einer Ressource geschehen, die dem Klienten hilft, eine andere Sicht zu bekommen, das kann durch die Sicht des heutigen erwachsenen Klienten erfolgen oder durch die Erinnerung an die Ausnahme von der Regel.
3) Um sich zu vergewissern, dass die Erfahrung der Gegenüberstellung tatsächlich stattfindet, fragte der Therapeut dann: »Wie ist es für Sie, jetzt gerade mit beiden Seiten, Perspektiven, Lösungen usw. in Kontakt zu sein?« Diese einfache Frage veranlasst den Klienten zu einer achtsamen Untersuchung der Erfahrung der Gegenüberstellung, die sicherstellt, dass der Klient die emotional empfundene Wahrheit in beiden Erkenntnissen gleichzeitig wahrnimmt.

Diese Gegenüberstellungen sollte man aus unterschiedlichen Altersperspektiven und Variationen des Konfliktthemas im Lauf der Therapie mehrfach wiederholen. Das eben Gesagte möchte ich an einem Klassiker der Hypnotherapie demonstrieren: der Absorptionsmethode.

Beispiel: die Absorptionsmethode

Bekannt wurde ich mit der »Absorptionstechnik« (Hofmann 2006, nach der »Wedge-Technik« von A. Leeds 1998) in meiner EMDR-Weiterbildung, die durch das Verbinden von ressourcenreichen Erinnerungen und Empfindungen mit einer belastenden Situation eine einfache Möglichkeit zum Einsatz von Ressourcen bietet (siehe Hofmann 2006, S. 92).

> »Die Vorstellung einer Stärke oder einer Fähigkeit, die ihnen bei dem Problem helfen würde, hilft den Klienten oft, ihre Ängste zu reduzieren. Die Konzentration auf eine bestimmte Stärke oder Bewältigungsfähigkeit kann einen Zustand der Sicherheit oder Kontrolle schaffen, der den Klienten in der Zukunft bei der Bewältigung der schwierigen Situation helfen wird«,

schreibt Hofmann (2010, p. 277).

Für mich ist die Absorptionstechnik mehr als nur eine Ressourcentechnik. Sie verkörpert für mich die klassische Anwendung der Nebeneinanderstellungs-Erfahrung.

Hier meine Form der Anwendung:

1) Finden Sie mit dem Klienten eine belastende Erfahrung aus der Vergangenheit, und lassen Sie sich die Episode kurz schildern. Bitte steigen Sie nicht tiefer ein, vor allem aktivieren Sie keinen inneren Anteil usw.
2) Therapeut: »Welche Fähigkeit hätten Sie gebraucht, um mit dieser schwierigen Situation besser umgehen zu können?« Sie können, wie von Arne Hofmann vorgeschlagen, mit dem Klienten drei spezifische Fähigkeiten sammeln und alle drei einzeln durcharbeiten, oder Sie beschränken es auf eine Fähigkeit.
3) Therapeut: »Gab es in der letzten Zeit eine Situation, in der Sie bemerkt haben, dass Sie genau diese Fähigkeit hatten, dass Sie Ihnen zur Verfügung stand, um diese Situation zu meistern?«
4) Therapeut: »Stellen Sie sich bitte diese Situation noch einmal ganz genau vor! Was haben Sie damals gedacht, gefühlt, welche Körperempfindungen hatten Sie und welche Handlungsimpulse? Gehen Sie noch einmal ganz genau in diese Situation hinein, und spüren Sie, wie es ist, diese Stärke zu besitzen.«
5) Therapeut: »Wenn Sie wieder ganz im Kontakt mit dieser Ihrer Stärke sind, geben Sie mir ein Zeichen ... gut ... Bitte schauen Sie jetzt noch einmal mit diesem Gefühl der Stärke auf die Problemsituation, die Sie mir zuerst geschildert haben. Wie fühlt sich das jetzt an? Was denken Sie jetzt über sich und über die Situation? Wie könnte sich das in der Zukunft für Sie auswirken?«

5.6 Ist das alles nicht eine korrektive emotionale Neuerfahrung?

Die Ersten, die über *»korrigierende emotionale Erfahrung«* im Jahr 1946 geschrieben haben, waren, wie oben erwähnt, die Psychoanalytiker Franz Alexander und Thomas French. Abweichend von der freudschen Position schrieben sie in ihrem Buch von 1946:

> »[...] eine neue, korrigierende Erfahrung kann durch die Übertragungsbeziehung, durch neue Lebenserfahrungen oder durch beide bereitgestellt werden. Solche intensiven und aufschlussreichen emotionalen Erfahrungen geben uns den Schlüssel zum Verständnis dieser rätselhaften therapeutischen Ergebnisse, die in wesentlich kürzerer Zeit erzielt werden, als es in der Psychoanalyse üblich ist« (S. 31 ff.).

In den 90er-Jahren des letzten Jahrhunderts griffen Paul Watzlawick und Giorgio Nardone das Konzept der korrigierenden emotionalen Erfahrung erneut auf und erweiterten seine Bedeutung, bis es zu einem der Eckpfeiler der *strategischen Kurzzeittherapie* wurde. In der strategischen Therapie wird angenommen, dass es notwendig ist, seine Sicht der Realität neu zu strukturieren, um die dysfunktionalen Redundanzen zu unterbrechen, die der Klient in der Beziehung zu sich selbst, zu anderen und zur Welt einwebt – dazu versucht der Therapeut, beim Klienten eine *»korrigierende emotionale Erfahrung«* zu erzeugen.

Im Jahre 2012 zerlegten die Autoren Sharpless und Barber den ursprünglichen Veränderungsansatz von Alexander und French (1946) in lehr- und lernbare zwölf Schritte. Ohne hier weiter ins Detail zu gehen, finden sich aus meiner Sicht viele interessante Übereinstimmungen zwischen der Regieanweisung für die »korrigierende emotionale Erfahrung« und die Kohärenztherapie.

Aus dieser feingliedrigen Aufschlüsselung von Sharpless und Barber (2012) geht hervor, dass die »korrigierende emotionale Erfahrung« und das Vorgehen der »Nebeneinanderstellung« in der TRP Parallelen aufweist. Es geht bei beiden

1) um eine Reaktivierung der problematischen Reaktion (durch erneute Exposition gegenüber den entsprechenden Hinweisen) und
2) um eine gleichzeitige Aktivierung einer Erfahrung, die den Erwartungen widerspricht.

> »Diese beiden Schritte bilden die Juxtaposition [Nebeneinanderposition], die die wichtige Gedächtnisfehlanpassung erzeugt, die die neuronale Kodierung der problematischen Reaktion destabilisiert und den Rekonsolidierungsprozess in Gang setzt. Der dritte Schritt des ECPE [gemeint ist TRP], einige Wiederholungen der Erfahrung der Gegenüberstellung während der verbleibenden Zeit der Sitzung, die das Verlernen und Auslöschen vorantreiben, wird in der CEE-Definition [korrigierende emotionale Neuerfahrung] nicht ausdrücklich gefordert, aber sobald die Erfahrung der Gegenüberstellung geschaffen wurde, ist es in der Praxis eine einfache Angelegenheit, sie zu wiederholen« (Ecker 2018, S. 109).

Im Gegensatz zur Meinung von Bruce Ecker in diesem Artikel 2018 vertrete ich die Auffassung, dass die Juxtaposition (die Nebeneinanderposition) nur in zwischenmenschlichen Interaktionen widerlegt werden kann, d. h. erst im Verhalten von Menschen am eindrucksvollsten deutlich wird.

Auch glaube ich nicht, dass eine nachhaltige, entscheidende, transformierende Veränderung in einer einzigen Sitzung zu erwarten wäre oder angestrebt werden sollte – ich denke im Gegensatz zu Bruce Ecker, dass diese Rekonsolidierung Zeit und mehrfache Wiederholung braucht.

In der Beschreibung der zwölf Schritte der *emotionalen Neuerfahrung* durch Sharpless und Barber (2012) findet sich keine Erklärung für den Mechanismus der Veränderung, sondern nur der allgemeine Begriff der »Reparatur« (Punkt 11)[22]. Für mich bietet die Theorie der Kohärenztherapie von Ecker et al. eine weitreichende und klare Darstellung sowohl des Mechanismus der Symptomentstehung (über adaptives emotionales implizites Lernen) und den Mechanismus der Symptombeendigung (durch Verlernen und Auslöschen von implizitem Wissen durch den Gedächtnis-Rekonsolidierungsprozess).

Die Ideen der *emotionalen Neuerfahrung* und des Gedächtnis-Rekonsolidierungsprozesses sind transtheoretisch zu verstehen, es sind Therapieanleitungen für Schlüsselerlebnisse, die bei verschiedenen Arten von Klienten beobachtet werden und in verschiedenen Therapietheorien als eine Art »Metatheorie« beschrieben werden können. Sie sind Wirkprinzipien mit einer generalisierenden Bedeutung.

---

22 »11. As a result of the above, the trauma becomes ›repaired‹ in some way« (Sharpless a. Barber 2012, p. 66).

6 Was wirkt in der hypnotherapeutischen Traumatherapie?

Stichworte: die Handhabung der »Dissoziation« als zentrale Kategorie der hypnotherapeutischen Teiletherapie im Umgang mit Trauma und die Beiträge von Ellert Nijenhuis et al. dazu. Die Wirkfaktoren: Synthese, Präsentifikation, Personifikation und Co. als Vermächtnisse von Pierre Janets Pionierarbeit in Sachen »Trauma«. Am Ende geht es um den Wirkfaktor »Lenkung der Aufmerksamkeit«, der in diesem Kapitel eine besondere Beachtung findet.

Seit etwa Ende der 1980er-Jahre haben sich viele unterschiedliche Konzepte für den Umgang mit traumatischen Lebensereignissen bei unseren Klienten und ihrer Therapie entwickelt. Ich selbst habe in meinen 48 Berufsjahren immer wieder neue Methoden der Therapie gelernt und versucht, sie irgendwie miteinander zu verbinden und in der Praxis umzusetzen. In der letzten Zeit habe ich aber erkannt, dass wir in der Literatur drei verschiedene Modelle der Entstehung von dissoziativen Anteilen (das Kopie-, das Kuchen- und das Sollbruchstellenmodell) und zwei Beschreibungen der Umfänglichkeit des Konstruktes »Dissoziation« (kategorial oder dimensional) haben. Das alles zusammenzudenken ist wie ein Jonglieren mit fünf Bällen, die wir kaum in der Schwebe halten können.[23] Da sich die verschiedenen Modelle zum Teil gegenseitig ausschließen, müssen wir uns entscheiden. »Warum ist das so wichtig?«, werden Sie fragen. Weil z. B. das Teilemodell der Ego-State-Therapie nach John und Helen Watkins und das Persönlichkeitsanteile-Modell der »Theorie der strukturellen Dissoziation der Persönlichkeit« (TSDP) (siehe dazu von der Hart et al. 2008) eine konträre Auffassung von »Dissoziation« haben und deshalb nicht kompatibel sind, was ich lange nicht sehen konnte oder auch nicht wollte.

Dieses vorliegende Buch versucht, mir und Ihnen so etwas wie eine innere Orientierung zu geben, was die Wirkfaktoren der Therapie angeht. Es ist eine Art Kompass, der im unübersichtlichen Feld der Therapieansätze einen Standpunkt bestimmen soll. Jeder von uns hat

23 Siehe dazu Peichl (2023).

seine eigene »innere Gleichung« (Thomä u. Kächele 1985), mit der er herausfinden muss, welche Form der Psychotherapie zu ihm passt und mit welchem Vokabular er am besten sein inneres Chaos ordnet. Nur »Reden reicht nicht!?«, wie die von Bernhard Trenkle et al. alle zwei Jahre organisierte Tagung heißt, gab mir ein Motto vor, und ich ergänze: »Nur Begegnung im Therapieraum reicht auch nicht« – die ist absolut wichtig, aber da passiert noch mehr.

Aus all diesen Gründen beziehe ich mich nun bei der Suche nach Wirkfaktoren in der Traumatherapie auf die Konzepte von Ellert Nijenhuis und Kollegen, weil die Beschäftigung damit meine Horizonte in den letzten Jahren erweiterte.

6.1 Traumatischer Hochstress und Dissoziation in Persönlichkeits-Anteile

Die Neuentdeckung des französischen Philosophen, Psychiaters und Psychotherapeuten Pierre-Marie-Félix Janet (1859 bis 1947) führte etwa seit Beginn unseres Jahrhunderts dazu, dass ich mir als Traumatherapeut bei meiner Auseinandersetzung mit der »Theorie der strukturellen Dissoziation« neue Begriffe aneignen musste, die aus dem vorletzten Jahrhundert stammen: Präsentation, Realisation, Personifikation, Synthese. Diese Begriffe zu kennen ist aber in diesem (im 21.) Jahrhundert sehr wertvoll.

Janet ist der Begründer der modernen dynamischen Psychiatrie, und in seinen therapeutischen Ansätzen zur Dissoziation kann er als Wegbereiter der modernen Psychotherapie und Vordenker der Psychotraumatologie betrachtet werden. Vor seinem Lebenswerk können wir uns gar nicht tief genug verbeugen.

Ist ein Mensch einer traumatischen Hochstress-Situation ausgesetzt, kommt es im Rahmen einer Notfallreaktion zu einem Verlust der sogenannten integrativen Funktionen des Gehirns. Die Forschung zeigt, dass durch eine Veränderung der Wahrnehmung und der Informationsverarbeitung eine Notfallreaktion in Gang gesetzt wird: Eine innerliche Distanz zum Traumageschehen und zur eigenen emotionalen Reaktion wird erzeugt. Diese während eines Traumas sowie unmittelbar danach auftretenden Veränderungen bezeichnet man als »peritraumatische Dissoziation«, eine zunächst hilfreiche und schützende Reaktion des Körpers, die jedoch gleichzeitig ein Risikofaktor für die spätere Entwicklung einer Traumafolgestörung (z. B. PTBS) darstellt.

Dissoziation, so wissen wir es heute, ist die Abspaltung von Gedanken, Gefühlen, Körperempfindungen oder Handlungen; sie ist eine Möglichkeit, diese traumatische Situation – oft mit einen hohen Preis – zu überleben. Ziel einer Traumatherapie muss es nun sein, diese Dissoziation wieder rückgängig zu machen und durch *Integration* das Funktionsniveau des Klienten zu verbessern.

Diese in der Überlebensreaktion »Dissoziation« sich abspaltenden Persönlichkeitsanteile entstehen nicht willkürlich, sondern an den Sollbruchstellen der sogenannten Handlungssysteme. Im Gegensatz zu den Ego-States sind die Fragmente weitgehend voneinander getrennt – Ellert Nijenhuis nennt sie »dissoziative Agenzien« – und haben eigene Selbstkonzepte. Ich möchte hier an dieser Stelle nicht weiter auf den prinzipiellen Unterschied zwischen Ego-States/Schema Modi und Persönlichkeitszuständen/dissoziativen Agenzien eingehen, empfehle aber Peichl 2023.

Im strukturellen Modell von Onno van der Hart, Ellert Nijenhuis und Kathy Steel finden wir infolge schwerer repetitiver Kindheitstraumatisierung und desorganisierter (dissoziativer) Bindungserfahrung eine Aufspaltung der Persönlichkeit in dissoziative Substrukturen oder Anteile – seit 2015 hat Nijenhuis dafür das Wort »Agens« eingeführt.

Hier ein kurzer Überblick über voneinander dissoziierte Anteile für Klienten nach Komplextrauma (siehe Nijenhuis 2015, 2015/2018):

- *ANP* (anscheinend normaler Persönlichkeitsanteil): umfasst die Handlungssysteme des Alltags; Nichtrealisation der Traumata zum Schutz (»aktives Nichtfühlen«); ist für Funktionalität im Alltag zuständig; zeigt phobische Reaktion und Vermeidung von traumaassoziiertem Erleben, hat höheren Bewusstseinsgrad als EPs
- *EP-f* (emotionaler Persönlichkeitsanteil: fragil): verletzte Aspekte der Persönlichkeit, trägt traumatische Erinnerungen, Opferperspektive; kann ANP mit Traumainhalten intrudieren; seine Organisation entspricht den defensiven Aktionssystemen: Flucht, Kampf, Unterwerfung, Bindungsschrei usw.
- *EP-K* (emotionaler Persönlichkeitsanteil: Kontrolle): kontrollierende, täterimitierende Aspekte der Persönlichkeit; häufig: kontrollierend, misstrauisch, übermäßig kritisch, bestrafend, sabotierend, schuld-und-scham-induzierend; Ziel: Kontrolle behalten, Ohnmacht (EP-f) vermeiden.

In dem Konzept der »strukturellen Dissoziation der Persönlichkeit« (kurz: TSDP) wird Dissoziation immer als *traumainduziert* verstanden:

Angeborene neuronale Funktionssysteme brechen an »Sollbruchstellen« unter Extremstressbelastung auseinander. So entstehen Subsysteme mit Ich-Bewusstsein, die neurobiologisch verankert sind, jedes davon (ANP, EPs) eigene Ziele verfolgend. Wenn wir uns diese Grundaussagen vor Augen halten, dann sollten wir prüfen, wie wir die Frage »Was wirkt denn da?« – in einer erfolgreichen Traumatherapie – beantworten können.

Ich stelle mir dieses innere dissoziative System (ANP – fragile EPs – kontrollierende EPs) als das aufgrund der Wucht und der Schwere der Traumatisierung einzig mögliche Überlebenssystem vor, das unser Notfallgehirn kreativ schaffen konnte, um die wichtigste aller Aufgaben zu erfüllen: *das Weiterleben*. Aus kohärenztheoretischer Sicht ist das auch ein *»symptomverlangendes Schema«*, die Bildung von Ich-Anteilen (ANP – fragile EPs – kontrollierende EPs) mit spezifischen Funktionen entlang der Sollbruchstellen der Handlungs- oder Affektsysteme, mit dem primären Ziel: zu überleben.

Wenn dieses Überleben gelingen soll, müssen aber dafür Verzerrungen, Verleugnungen und Vermeidungen im System in Kauf genommen werden. Dafür ist es gut, auf die schon von Pierre Janet genutzten Begriffe zurückzugreifen, um den Überlebensvorgang und seine Verzerrungen in Begriffe zu fassen.

6.2 Synthese, Präsentifikation, Personifikation und Co.

Janets Psychologie des Handelns beschreibt, wie strukturelle Dissoziation angepasste, dem Überleben dienliche Reaktionen auf Lebensereignisse, das Erreichen von Zielen, das Verständnis der Welt, die wir im Handeln hervorbringen (Konstruktivismus), erzeugt. Er beschreibt in seinen Arbeiten und mit ihm heute Nijenhuis et al., warum Synthese und Integration benötigt werden, um funktionaler in der Lebensbewältigung zu werden.

> »Leben schließt ein Maß an Integration und Differenzierung ein
>
> - Synthese
> - Personifikation
> - Präsentifikation
> - Symbolisierung
> - Realisierung« (Nijenhuis 2022).[24]

24 Verfügbar unter: https://static1.squarespace.com/static/56463995e4b0a14ed94faa55/t/622b6e44907618601617cf91/1647013444785/Seminar+3+Was+sind+dissoziative+Agens.pdf [10.02.2023].

Das Konzept von Realisation, Personifikation, Präsentifikation usw. ist eine Möglichkeit dafür, strukturelle Dissoziation aufzulösen, und erklärt im Detail, wie das zu erreichen ist. Hierin sehe ich die entscheidenden Wirkfaktoren einer erfolgreichen hypnotherapeutischen Traumatherapie. Diese therapeutische Orientierung – die strukturelle Dissoziationstheorie – ergibt für mich mehr Sinn als das, was ich bis dato gelernt hatte.

Hier die einzelnen Begriffe:

Personifikation: Der Anteil, der für die Alltagsfunktionalität zuständig ist (ANP), versucht, alles zu vermeiden und zu ignorieren, was mit der Erinnerung an das Trauma verbunden ist. Er hat keinen Gefühlszugang zum Traumaerleben – der ANP ist EP-f phobisch, sagt Ellert Nijenhuis, der ANP setzt die »Nicht-Personifikation« ein, um Traumaerinnerungen zu vermeiden, er will funktionieren und nichts mit irgendeiner Vergangenheit zu tun haben. So verfügt der ANP auch nur über einen Teil des Wissens in Bezug darauf, was wirklich passiert ist – wir sagen: Ihm fehlt die *Personifikation* für das Geschehnis (er sagt nicht: »Es ist mir passiert«). So können wir definieren: Mangel an Personifikation führt zu Depersonalisation – gelungene Personifikation heißt, der Klient kann sich als eine Identität erleben, nachdem ihm die Verbindung der traumaassoziierten Substrukturen gelungen ist.

Präsentifikation: Präsentifikation ist eine integrative mentale Handlung, in der wir unsere gemachten Erfahrungen mit dem Zeiterleben vergangen – gegenwärtig – zukünftig verbinden, man kann auch sagen: Implizite Erinnerungen werden mithilfe des Hypocampus und der nächtlichen Träume ins Langzeitgedächtnis (autobiografisches oder Episodengedächtnis) eingespeichert. Der ANP lebt nur im Hier und Jetzt der Gegenwart und ist mit dem Überleben im Alltag beschäftigt – in seiner Wahrnehmung fehlen die Vergangenheit und die Zukunft. Da der EP-f in der Vergangenheit lebt und er überzeugt ist, das Trauma sei jetzt und heute, kann er sich nicht selbst beruhigen und in eine Beobachterposition gehen und entscheiden: Was war gestern, und was ist heute? Wir sagen, dem EP-f fehlt die Präsentifikation (»Ich lebe heute, das Trauma war früher«). Das EP-K ist für die systemimmanenten Überlebensstrategien zuständig, und es nutzt die Dissoziation im System dazu, alle für EP-f triggernden Erlebnisaspekte wegzuhalten, zu dämpfen oder mit »Aktionen« zu überlagern. »Diese psychische Tätigkeit kann wie eine Selbstmedikation betrachtet werden durch permanente Ablenkung, Stimulation (z. B. Sensation

Seeking, psychoaktive Substanzen) Rückzug oder Numbing« (Leutner u. Cronauer 2022, S. 48).

So können wir definieren: Mangel an Präsentifikation führt zu einem Durcheinander im Zeiterleben – gelungene Präsentifikation für EP-f und EP-K bedeutet: Es gelingt, die Erinnerungen den Zeiten zuzuordnen, es gibt wieder Vergangenheit, Gegenwart und Zukunft.

Realisation: Über den Schritt der Präsentifikation kommen wir zu der Realisation, dass die Vergangenheit unwiederbringlich vergangen ist, wir gerade im Hier und Jetzt der Gegenwart leben und die Zukunft noch vor uns liegt. Wir realisieren, was uns widerfahren ist, dass es oft sehr schlimm war und wie verzweifelt wir waren, sodass wir bis heute verletzt sind usw. Wir sortieren unsere Lebensereignisse innerlich auf einer Timeline. Die Dinge aus der entfernten Vergangenheit und Zukunft fühlen sich weniger real an als die Gegenwart im Hier und Jetzt. Das alles ist nun ein Wiedererleben in Kontrolle, es sind keine unwillkürlichen, nicht steuerbaren Flashbacks mehr oder Gefühlüberwältigungen. Die Dinge fügen sich zusammen, das Puzzle beginnt zusammenzupassen, und es entsteht Klarheit.

So können wir definieren: Mangel an Realisation führt zu Derealisation – gelungene Realisation zu mehr Klarheit und Lebensmut.

Synthese: Wenn wir von »Synthese« sprechen, dann meinen wir eine mentale Handlung, mit der wir alle zusammengehörigen Aspekte einer Erfahrung verknüpfen und ihre Unterscheidbarkeit beibehalten, also eine Verknüpfung in ein großes Ganzes. Die Synthese der traumatischen Erfahrungen heißt, alle Sinneserfahrungen, das Körpererleben, die Gefühle miteinander zu verbinden und das Erleben nicht implizit, sondern deklarativ zu speichern. Nur das Erinnerungsmaterial, das im Langzeitgedächtnis gespeichert ist, kann auch vergessen werden.

6.3 Traumabearbeitung und Wirkungfaktoren: Was wirkt denn da?

So können wir die Ziele einer Traumatherapie mit dissoziativen Anteilen nach dem Modell der enaktiven Psychotherapie nach Ellert Nijenhuis[25] so definieren:

25 Verfügbar unter: https://slideplayer.org/slide/12661700/ [10.02.2023].

- Das Trauma ist mir passiert (Personifikation), alle seelischen und verhaltensmäßigen Handlungen gehören zu mir (Personifikation).
- Das Trauma ist vorbei, die Vergangenheit ist vergangen (Präsentifikation).
- Das Ich von damals ist das Ich von heute (Präsentifikation und Personifikation).
- Wir wissen, dass alles uns passiert ist in der Vergangenheit, die weniger real ist als das Jetzt (Synthese).

Natürlich kommt der Therapeuten-Klienten-Beziehung bei der Behandlung dissoziativer Persönlichkeitsstörungen auch hier eine wichtige Rolle zu. Im Begleittext zum Band III von »Trauma-Trinität« (Nijenhuis 2018) heißt es:

> »Kennzeichnend für die enaktive Traumatherapie ist die Zusammenarbeit der Organismus-Umwelt-Systeme Klient und Therapeut. Zusammen bringen sie neue Bedeutungen und adäquate Handlungen hervor – eine Interaktion, die dem Tanzen ähnelt: Man braucht Schrittsteuerung, Aufeinander-Eingestimmtsein, gutes Timing, ein Gespür für Balance, Bewegung und Rhythmus, Mut sowie die Fähigkeit und Bereitschaft, zu folgen und zu führen.«

Das alles stellt hohe Ansprüche an die Therapeutenpersönlichkeit. Aber was lässt sich über die Wirkfaktoren jenseits der therapeutischen Beziehung sagen?

6.4 Wirkfaktor: Lenkung der Aufmerksamkeit

Die enaktive Traumatherapie nach Ellert Nijenhuis nutzt viele Therapiestrategien der Hypnotherapie, und er bezieht sich explizit auf den Artikel *Pediatric hypnotherapy* (1958) von Milton Erickson (siehe Nijenhuis 2018, p. 218 ff.), um die Aufbauphasen des Therapieablaufes zu erklären.

Dabei spielt die gezielt eingesetzte Lenkung der Aufmerksamkeit in einer Richtung und Qualität durch den Therapeuten eine wesentliche Rolle. Im Kapitel über die »Wirkprinzipien in der Hypnotherapie« hatte ich davon berichtet, dass die Aufmerksamkeitslenkung für Harrer (2008) und für Gunther Schmidt (2005) ein zentrales Wirkprinzip darstellt. Neben der Qualität der Aufmerksamkeit (aktive Zuwendung, ohne Erwartung sein) ist der Gegenstand der Aufmerksamkeitsfokussierung in unserem Fall wichtig: Ist sie auf die Außenwelt oder mehr auf die Innenwelt gerichtet? Zu Beginn der enaktiven Traumatherapie geht es um Sicherheit und Kontrolle im Lebensumfeld des Klienten (sicherer Lebensort, kein Täterkontakt, soziale Absicherung) und im Therapieraum (Ist der Raum/Ort sicher und der Therapeut vertrauenswürdig?). Im Weiteren geht es aber um Fokussierung auf die Innenwelt, das heißt auf das dissoziative System der Anteile in ihren Rollen und Funktionen. Zum therapeutischen Internet schreibt Nijenhuis:

> »Die Frage ›*Wer* tut *was warum*?‹ (www) hilft uns dabei, uns in der Suche nach Bedeutung zu orientieren, wenn Klienten mit einer dissoziativen Störung sich mit Symptomen vorstellen, die sie nicht ganz begreifen können« (Nijenhuis 2018, S. 404; kursiv im Orig.).

Neben der Aufmerksamkeit nach innen ist die Fokussierung auf die *Zeitachse* von entscheidender Bedeutung, und für mich ist das der eigentliche Wirkfaktor. Trauma, so könnte man sagen, ist die Dominanz der Vergangenheit über die Gegenwart. Ein Teil von uns weiß noch nicht, dass heute heute ist. Jedes Trauma ist ein begrenzter Abschnitt Zeit, in dem die Vergewaltigung, der Unfall, die Naturkatastrophe oder der Tod eines geliebten Menschen passiert. Was dann folgt, nennen wir Traumafolge, es ist das Resultat eines psychophysiologischen Prozesses, bei dem das menschliche Gehirn versucht, mit einer überfordernden Hochstresssituation so umzugehen, dass der Mensch irgendwie überlebt. Oft zahlt das Traumaopfer aber einen hohen Preis für das Überleben, aus der Traumafolge wird dann eine Traumafolgestörung. Im Leben des Traumaopfers dominiert ab diesem Moment der Traumatisierung die Vergangenheit über die Gegenwart.

Wir richten unsere Aufmerksamkeit auf die zerbrochene Zeitachse und versuchen, dem Klienten zu helfen, eine Timeline, einen Zeitstrahl mit einem Anfang und einem Ende zu schaffen. Er muss lernen zu *realisieren,* dass die traumatisierende Erfahrung tatsächlich ein Ende hatte – wir müssen helfen, die Vergangenheit in die Vergangenheit zu bringen.

Dieses zu realisieren ist eine wirkungsvolle und für die Heilung grundlegende Erkenntnis. Sie schließt eine komplexe mentale Handlung ab, die zur Integration der Erinnerung führt. Am Ende, wenn Synthese und Integration gelingen, setzen sich die Puzzelsteine zusammen, und der Klient spürt und weiß: »Das alles gehört zu mir, *und* es hat mein Leben *und* zum Teil auch meine Identität bis heute geprägt, *und* es ist vorbei.«

So wird das Trauma in die Lebensgeschichte des Klienten eingebettet, und ein neuer Lebensabschnitt beginnt.«

> »Die Vergangenheit in die Vergangenheit bringen kann unser Bild von uns selbst, den Selbstwert, Grenzen, Selbstwirksamkeit etc. verändern. Unsere Interpretationen, unsere Erfahrungen verändern sich, und wir kreieren daraus einen anderen Sinn und eine andere Bedeutung als vorher. Mit neuen Sichtweisen kommen neue Entscheidungen. Deswegen ist Therapie auch nicht gleich nach der Traumabearbeitung zu Ende. Wir kriegen noch ein wenig Zeit, um uns an Veränderungen zu gewöhnen, rauszufinden, wer wir heute sind und was für Ziele wir für die Zukunft haben. Die Integration von Trauma kann einen großen Unterschied machen. Die Erinnerung wird nicht weggehen, aber wir können endlich weitermachen mit Leben.«[26]

26 Verfügbar unter: https://www.dis-sos.com/bausteine-von-integration-4-praesentifikation/ [10.02.2023].

7 Enaktive Therapie und Konstruktivismus: die Konstruktion einer gemeinsamen therapeutischen Realität

Stichworte: Welches sind die allgemeinen oder nichtspezifischen Wirkfaktoren in der »enaktiven Therapie« nach Ellert Nijenhuis? Die gemeinsam von Klienten und Therapeuten hervorgebrachte Umwelt als Begegnungsraum als Wirkfaktor. Welches allgemeine Handlungsmodell kann aus dem Organismus-Umwelt-System (dem ökologischen System) abgeleitet werden?

Als ich in den 1990er-Jahren das von Jerome D. Frank und seiner Tochter Julia B. geschriebene Buch *Persuasion and healing: A compatative study of psychotherapy* (1993, Erstveröffentlichung 1961) las, dämmerte es mir in meiner damaligen einseitigen Psychoanalytiker-Überzeugung schon, dass dieser bahnbrechende Einblick in die entscheidenden Komponenten und Wirkfaktoren einer wirksamen Therapie mein Denken verändern würde. Die beiden Autoren behaupteten, dass ein Großteil, wenn nicht sogar die gesamte Wirksamkeit der verschiedenen Formen und Schulen der Psychotherapie, eher auf die gemeinsamen Merkmale als auf die Unterschiede zwischen ihnen zurückzuführen sei. Das blieb mir seither als »Dodo-Bird«-Verdikt[27] in Erinnerung, nämlich, dass alle Bona-fide-Therapien ähnliche Wirkungen haben. Das läutete damals einen Paradigmenwechsel ein, der die Aufmerksamkeit der Forschung auf die »gemeinsamen Faktoren« und nicht auf die Unterschiede lenkte. Das war für mich eine fast revolutionäre Untergrabung des Wettbewerbs um die Gültigkeit und Wahrheit der verschiedenen Therapieschulen – an die ich naiverweise lange auch geglaubt habe.

Heute wissen wir, dass den allgemeinen oder nichtspezifischen Wirkfaktoren in der Psychotherapie ein bedeutender Effekt zukommt.

> »Nichtspezifische Faktoren beziehen sich auf Dimensionen, die den meisten Psychotherapien gemeinsam sind, wie z. B. das therapeutische

27 Der Begriff hat seinen Ursprung bei »Alice im Wunderland«, wo in einer Geschichte ein Dodo Vogel den Vorschlag macht, ein Rennen unter Tieren zu veranstalten, bei dem am Ende alle gewinnen, weil es kein Ziel gibt und auch die Zeit nicht gemessen wird (»Alle haben gewonnen«).

Bündnis, die Kompetenz des Therapeuten und die Einhaltung der Behandlungsprotokolle, während sich spezifische Faktoren auf die spezifischen Techniken und Interventionen beziehen, die für bestimmte Psychotherapien charakteristisch sind« (Lambert u. Kleinstäuber 2016, S. 32).

7.1 Allgemeine oder nichtspezifische Wirkfaktoren in der enaktiven Therapie von Ellert Nijenhuis

In meiner Weiterbildung bei Ellert Nijenhuis habe ich erfahren können, dass sowohl spezifische wie nichtspezifische Wirkfaktoren zusammenspielen müssen, »um eine persönliche Begegnung im Hier und Jetzt zwischen Therapeut und Klient zu ermöglichen und gemeinsamen Sinn zu schaffen« (Nijenhuis 2022)[28].

Unter den spezifischen Wirkfaktoren der Traumatherapie versteht Nijenhuis Verschiedenes:

- die Anerkennung der Traumatisierung als leidvolle Erfahrung
- die Anerkennung der Rolle der Dissoziation als Überlebensstrategie
- das Wissen über psychische und somatoforme Symptome der Dissoziation
- das Wissen über die innere Aufteilung in dissoziative Agenzien nach Hochstress-Trauma
- ein Wissen über die innere Dynamik der Anteile
- ein Verständnis von Personifikation, Präsentifikation, Synthese usw.

Das sind alles Dinge, die man in einer Weiterbildung lernen und üben kann und die Theoriewissen und Behandlungs-Rationale umfassen – *hard skills*, könnte man sagen.

Und die *soft skills?* Eigentlich ganz einfach: »Participatory sense making«!

Die Rationale[29], die Interventionen müssen, um Sinn zu stiften, zu uns Therapeuten und zu unseren Klienten im Hier und Jetzt passen – unser Gehirn lebt immer nur in der Gegenwart, und die dauert

28 Persönliche Mitteilungen und Aufzeichnung aus der Weiterbildung 2022.

29 Als *Rationale* bezeichnet man in der Medizin die wissenschaftliche Begründung eines physiologischen und pathophysiologischen Ablaufs bzw. einer Wirkung.

ca. 4 bis 6 Sekunden –, das ist ein Credo der enaktiven Therapie. »Ich muss eine Ebene finden, inspiriert von theoretischen Überlegungen und klinischen Erfahrungen, die nicht in den spezifischen Faktoren an sich vorkommen, die ein Extra der Therapie sind: nichtspezifische Faktoren« (Nijenhuis 2022, persönliche Mitteilung). Was könnte das sein? Ich will versuchen, es für mich zu beschreiben.

7.2 Eine gemeinsame Umwelt hervorbringen

Die Kernaussage der enaktiven Traumatherapie lautet: »Das Arbeitsgebiet der Therapie ist die Umwelt, welche zwei Menschen gemeinsam haben. Ohne gemeinsame Umwelt kann es keine Behandlung geben« (Nijenhuis, 2018, S. 489). Diese Umwelt oder therapeutische Realität muss von beiden, Therapeut und Klient, in einem ständigen Handlungsprozess hervorgebracht werden. Der Idee des Konstruktivismus folgend, sind Klienten sich selbst organisierende Systeme und können Veränderungen nur aus sich selbst heraus initiieren – also nicht direkt durch den Therapeuten oder seine Interventionen. Klienten und Therapeuten sind, wie Nijenhuis immer wieder betont, Organismus-Umwelt-Systeme, die ihr phänomenologisches Selbst und die sie umgebende Umwelt aus sich heraus hervorbringen.

> »Diese Gemeinsamkeit erlaubt es Klienten und Behandlern, jedenfalls dem Grundsatz nach, eine gemeinsame Umwelt zu bilden. Was die Veränderung schließlich hervorbringt, ist die *Begegnung* von Klient und Behandler. Indem sie sich in einem fortgesetzten Tanz der Koordination, Kooperation und Kommunikation bewegen, erschaffen Klient und Behandler eine gemeinsame Umwelt, die im Sinne Gibsons eine Veränderung anbietet und ermöglicht« (Nijenhuis 2018, S. 10; Hervorh. im Orig.).

Um das besser zu verstehen, muss ich etwas tiefer in der Theorie des Enaktivismus graben.[30]

Nach diesem Verständnis muss das, was wir »Ich« oder »Selbst« nennen, immer wieder neu hervorgebracht werden. Nur wenn wir schlafen oder träumen, gibt es kein Ich. Dieses Ich ist zum einen »der Organismus, der ich bin«, und zum anderen »das Ich, wie ich mich

30 Dabei stütze ich mich auf meine Aufzeichnungen aus der Weiterbildung in enaktiver Traumatherapie bei Ellert Nijenhuis 2022.

selbst erlebe und konzipiere«, eine Betrachtung, die sich mit der Idee des »phänomenalen Selbst« von Thomas Metzinger (2009) deckt: das Selbst (oder Ich), wie es subjektiv von der Person gedacht und empfunden wird als primäre Erfahrung. Dieses phänomenale Selbst/Ich wird von dem Organismus, der wir sind, in einem stetigen Strom des Handelns hervorgebracht. Dieser Organismus ist aber ein Teil der Umwelt, und die intrinsische Kopplung von Subjekt und Objekt (Umwelt) ist eine Konstitution und nicht nur Interaktion – es gibt nur das eine, wenn es das andere gibt. Dieses Organismus-Umwelt-System nennt Nijenhuis ein *»ökologisches System«*.

Da in einem ökologischen System alles mit allen zusammengehört, existiere ich nur, weil es etwas gibt, was »Nicht-Ich« ist, weil es eine Welt gibt. Die Eigenschaften dieser Welt sind nicht einfach unabhängig von mir gegeben, sie werden von mir mitbestimmt, indem ich als Subjekt eine Beziehung zum Objekt »Welt« herstelle. So wissen wir schon aus der Theorie des Konstruktivismus, dass es keine Welt gibt, die an sich existiert, sondern nur in dem Moment, wenn ich als Subjekt mich mit ihr kopple – Kopplung heißt: Subjekt und Objekt wirken aufeinander ein. Hierzu der Hirnforscher Gerhard Roth:

> »Befremdlich muss die Aussage klingen, dass das Gehirn [...] keinen direkten Kontakt mit der Welt hat [...]. Ebenso schwierig ist es zu verstehen oder auch emotional zu verstehen, dass alles, was wir wahrnehmen und was wir sind, ein Konstrukt unseres Gehirns ist und dass es keinerlei gesicherte Beziehung zwischen diesen Konstrukten und den Dingen und Ereignissen der bewusstseinsunabhängigen Welt gibt« (Roth 1992, S. 319).

Nun zur Psychopathologie: Nach Nijenhuis ist Psychopathologie eine Form der Erstarrung in der ständigen Hervorbringung des Organismus-Umwelt-Systems, das wir sind. In seinem Konzept der Traumatherapie haben wir es mit dem Phänomen der »Dissoziation« zu tun, das heißt: Dissoziation ist eine Teilung des gesamten Ökosystems in Teilsysteme, die ihr eigenes phänomenales Selbst, ihre eigene phänomenale Welt verwirklichen. Die einzelnen Teilsysteme sind dynamisch und werden von ihrem unterschiedlichen Verlangen und Erstreben (Spinoza) geleitet. Dieser Begriff der Dissoziation von Nijenhuis umfasst viel mehr als nur »Dissoziation als einen Mangel an Integration«, wie er üblicherweise in der Hypnotherapie und speziell in der Ego-State-Therapie vorliegt.

7.3 Aufbau eines Begegnungsraumes

Der Konstruktivismus geht von der Annahme aus, dass die Wirklichkeit ein soziales Konstrukt und unsere Vorstellung von der Welt beobachterabhängig ist. Die soziale Realität wird also durch Kommunikation konstruiert – nun schärfer formuliert: durch koenaktives Handeln.

Somit konstruiert auch ein Klient in einer Beratungs- oder Therapiesituation seine Wirklichkeit, und, davon ausgehend, konstruieren Klient und Therapeut gemeinsam eine therapeutische Realität.

> »Therapeuten und Klienten erzeugen vielmehr gemeinsam therapeutische Realitäten. Diese gemeinsam geschaffenen und entstandenen Realitäten bilden den zwischenmenschlichen Raum, in dem alle Mitglieder des Problemsystems so lange arbeiten, bis sich das Problem auflöst« (Reiter et al. 1997, S. 270).

Das, was wir vom Klienten in diesem zwischenmenschlichen Raum erfahren, ist natürlich nicht die »Wahrheit« über sein Leben, sondern seine Konstruktion der Wechselwirkungen zwischen ihm und der Umwelt. Wir müssen jegliche positivistischen und deterministischen Erkenntnisweisen hinter uns lassen, denen zufolge eine wahre Erkenntnis möglich wäre, und uns mit bestmöglichen operativen Erkenntnissen begnügen.

> »Demgegenüber untersuchen wir die funktionalsten Weisen der Annäherung an eine Realität, die deshalb niemals eindeutig wahr ist, weil sie nach unseren Sichtweisen, mit unseren Instrumenten der Erkenntnis und mit unseren Mitteln der Kommunikation gebildet ist« (Nardone 2007, S. 18).

Diese subjektive Konstruktion von phänomenalem Selbst und phänomenaler Welt ist eine anerkennenswerte, kreative und zweckdienliche Schöpfung, mit deren Hilfe es dem Klienten gelungen ist, die Realität auf funktionale Weise zu bewerkstelligen. So weit, so gut ... vermutlich hat er aber dafür einen hohen Preis in Form von Einschränkung der Lebensqualität in Kauf nehmen müssen.

Wie sieht nun der Veränderungsprozess aus?

Der konstruktivistischen Logik folgend, ist es nicht wichtig zu wissen, wie das Problem unseres Klienten in der Vergangenheit entstanden ist, sondern es ist viel wichtiger herauszufinden, wodurch das Problem in der Gegenwart aufrechterhalten wird. Dieses Denkmuster widerspricht völlig der Tradition all der psychodynamischen Denkschulen, für die die Rekonstruktion der in der Vergangenheit liegenden Ursache des Problems vorrangig ist, um es dann durch Bewusstmachung (Deutung) (angeblich) zum Verschwinden zu bringen. Es gibt für mich keine linear-kausale Verbindung zwischen Problementstehung und Fortbestand in der Gegenwart, sondern nur

> »eine ›zirkuläre Kausalität‹ zwischen dem, wie ein Problem fortbesteht, und der Art und Weise, wie Menschen das Problem zu lösen versuchen und dabei scheitern. Wenn wir also eine Veränderung anstreben, müssen wir uns auf die dysfunktionalen Lösungsversuche konzentrieren« (Nardone 2007, S. 24).

Was schlägt Nardone vor, das wir Therapeuten tun sollten, um Veränderungen anzuregen in einem Kreis selbstbezüglicher Zirkularität? Denn wir konstruieren unser Verhalten auf der Basis unserer Wahrnehmungen, und sie beruhen wiederum auf den zuvor gemachten Erfahrungen. Wie entkommen wir dem Regelkreis der Selbstverstärkung, wissen wir doch aus der Systemik, dass gescheiterte Lösungsversuche, die neu verwendet werden, das Problem nur noch verkomplizieren? Nardone schreibt dazu:

> »Eine therapeutische Intervention, mit der man die Veränderung einer Situation erzielen will, muss ein anderes Erleben in der Wahrnehmung jener Realität bieten, die geändert werden soll. Dadurch öffnet sich der Weg zu unterschiedlichen Reaktionen auf der emotionalen und der Verhaltensebene« (ebd., S. 25).

Hier verlasse ich die Ideen von Giorgio Nardone und versuche, diesen Schritt der Neukonstruktion der Wahrnehmung der Realität in der therapeutischen Begegnung wieder mit den Konzepten von Ellert Nijenhuis zu beschreiben.

7.4 Das allgemeine Handlungsmodell

Dieses Handlungsmodel, welches der enaktiven Therapie zugrunde liegt und letztlich zu einer Neukonstruktion der Wahrnehmung der

Realität durch den Klienten führen soll, würde ich mit meinen Worten so beschreiben:

- *Einstimmung:* Der Therapeut versucht sich in einer ständigen Einstimmung in die phänomenale Erfahrung des Klienten – dessen subjektives Konzept von Selbst, der Welt und seiner Teilhabe an der Welt.
- *Konsensbildung/Zielorientierung:* Der Therapeut zeigt fortlaufendes Verständnis für die aktuelle Lage des Klienten und bekräftigt dessen Verlangen und Begehren.
- *Handlungsorientierung:* Der Therapeut ermutigt den Klienten, sich auf neue, effizientere Handlungsoptionen einzulassen, die für ihn, den Klienten, erreichbar sind.

Im Schritt »Einstimmung« frage ich mich als Therapeut: »Wie fühlt es sich an, das ›Ich‹ des Klienten zu sein«, im zweiten Schritt (Konsensbildung) erkenne ich und verbalisiere: »Ja, so fühlt es sich an«, und im dritten Schritt (Handlungsorientierung) laden wir den Klienten ein, eine neue Handlung einzugehen, etwas Neues zu machen, was aus der Sicht unseres therapeutischen Modells nützlich wäre, z. B. Präsentifikation, Personifikation und Synthese.

> »Bei der dissoziativen Störung gibt es kein singuläres ›Ich‹, sondern verschiedene ›Ichs‹, auf die sich ein Behandler einstimmen muss, mit denen er versucht, in einer konsensuell enagierten Welt Übereinstimmung zu erzielen und dich dazu ermuntert, neue Handlungsweisen auszuprobieren« (Nijenhuis 2018, S. 233).

Das mentale und behaviorale Handlungsvermögen der Therapeuten ist in der Regel größer als das der Klienten, und Denken und Handeln geschehen auf einem höheren integrativen Niveau. Der Therapeut, der immer wieder dazu einlädt und ermuntert, im Verlauf der Begegnung immer komplexere integrative Handlungen auszuprobieren und sie an die Stelle von dissoziativen Aktionen und Passionen zu setzen, nutzt seine Möglichkeiten des Utilisierens, das klassische hypnotherapeutische »Pacing« und »Leading«. Über den Hauptattraktor der Therapie, die *integrativen Handlungen,* schreibt Nijenhuis:

> »Mit den Begriffen der dynamischen Systemtheorie ausgedrückt, fungiert die Spitze als ein systemischer Attraktor, als ein Gravitationspunkt,

> der die Therapie steuert. Der Attraktor besteht aus dem Integrationsinteresse. Er regt an zu den Handlungen der Synthese, Personifikation, Präsentifikation, Symbolisierung und Realisierung und ›zieht‹ und ›hebt‹ die Flächenlandbewohner in das Raumland hinauf« (Nijenhuis 2018, S. 239).[31]

Es würde die Intention dieses Buches sprengen, wenn ich noch tiefer in die Verbindung zwischen dynamischer Systemtheorie (Colombetti 2014) und enaktiver Therapie nach Nijenhuis einsteigen würde. Wenn Sie sich für Attraktoren und Repelloren interessierten, dann empfehle ich zur Einstimmung: Nijenhuis 2018, S. 114 ff.

31 »Flächenland« und »Raumland« sind anschauliche Metaphern für weniger oder mehr Handlungsvermögen in Richtung Integration.

8 Duale Aufmerksamkeit als genereller Wirkfaktor

Stichworte: Über die Rolle des angeborenen Informationsverarbeitungssystems (AIP[32]) und die Bedeutung der doppelten Aufmerksamkeit: mit einem Fuß im Traumanetzwerk der Vergangenheit, mit dem anderen Fuß in der sicheren Gegenwart.

Die US-amerikanische Ego-State- und EMDR-Therapeutin Robin Shapiro[33] schreibt:

> »Die Ego-State-Therapie ist eine von vielen Möglichkeiten, Traumata zu behandeln. EMDR, somatisch orientierte Therapien, Expositionstherapien, die Zählmethode und viele andere Modalitäten können einfache Traumata auflösen. Die Ego-State-Therapie mit ihrem Ansatz, einen dualen Aufmerksamkeitsfokus (Traumaperspektive und Jetztwelt) zu kreieren, kann sich auf einfache Traumata günstig auswirken und ist ein unverzichtbarer Bestandteil der Arbeit an komplexen Traumata« (Shapiro 2019, S. 95 f.).

Ich halte das für eine sehr hilfreiche Aussage, die ein Licht auf das Wirkprinzip der Arbeit in der Traumatherapie – und vielleicht nicht nur dort – wirft.

8.1 Duale Aufmerksamkeit im EMDR

Erstmalig Bekanntschaft mit dem Terminus »duale Aufmerksamkeit« machte ich im Rahmen einer EMDR-Ausbildung bei Arne Hoffmann.

In Übereinstimmung mit anderen Lerntheorien geht Francis Shapiro in ihrem AIP-Modell (Adaptive Information Processing Model) davon aus, dass es im Gehirn ein Informationsverarbeitungssystem gibt, das neue Erfahrungen in bereits bestehende Gedächtnisnetzwerke einfügt. Diese Gedächtnisnetzwerke bilden die Grundlage für Wahrnehmung, Einstellungen und Verhalten, d. h., Wahrnehmungen aktueller Situationen werden automatisch mit den zugehörigen

32 Bekannt als AIP-Modell von Francine Shapiro (»Adaptive Information Processing Model«).
33 Nicht zu verwechseln mit Francis Shapiro, der Erfinderin des EMDR.

Gedächtnisnetzwerken verknüpft. Zum Beispiel kann der Leser den Inhalt dieses Satzes aufgrund früherer Erfahrungen mit geschriebener deutscher Sprache verstehen. Wenn Sie sich Ihre Hand in einer Tür einklemmen, wird diese Erfahrung ebenfalls mit Gedächtnisnetzwerken verknüpft, die mit Türen und der potenziellen Gefahr durch sich schließende oder sich öffnende Türen zu tun haben. Ein Konflikt mit einem Arbeitskollegen (»Ich arbeite nicht am Samstag«) und seine Lösung (»Wir können eine gerechte Lösung finden«) wird in Gedächtnisnetzwerke, die mit Beziehungen zu tun haben, aufgenommen und assimiliert und das erweitert die verfügbare Wissensbasis über zwischenmenschliche Beziehungen und Konfliktlösung. Wenn das angeborene Informationsverarbeitungssystem (AIP) angemessen arbeitet, schreibt Shapiro 2016, dann »metabolisiert« oder »verdaut« es neue Erfahrungen und verarbeitet Störungen und Lebensprobleme. Das ist gemeint, wenn wir sagen: EMDR basiert auf der Erkenntnis, dass sich unser Gehirn von selbst heilt. Manchmal können wir aber Dinge erleben, die zu überwältigend sind und die das AIP blockieren, sodass wir nicht in der Lage sind, die traumatischen Erfahrungen auf natürliche Weise zu integrieren. Genau hier setzt EMDR als Traumatherapiemethode an.

Durch den Einsatz von *dualer Aufmerksamkeit,* d. h. bilateraler Stimulation (Augenbewegungen, Klopfen, Licht, Ton, Vibrationen) regen wir die blockierte adaptive Verarbeitung des Gehirns erneut an und schaffen so die Möglichkeit, vergangene Lebenserfahrungen in die Gegenwart zu integrieren. Bei EMDR haben wir eine doppelte Aufmerksamkeit: Mit einem Fuß in der Vergangenheit, mit einem Fuß in der Gegenwart, und die bilaterale Stimulation hilft, eine Brücke zwischen dem limbischen System (emotionale Reaktion) und dem präfrontalen Kortex (die höchste Form des Denkens/der Entscheidungsfindung) zu schlagen.

Ganz konkret: In den Phasen 4 bis 6 des EMDR-Manuals konzentrieren sich die Klienten auf ihre belastenden oder erwünschten Erlebnisse, während sie gleichzeitig auf einen Dual-Attention-Stimulus achten – z. B. die sich vor ihren Augen bewegenden Finger. Dieser Dual-Attention-Stimulus, das Hin und Her zwischen Gedanken, Gefühlen, Bildern und Impulsen aus Traumanetzwerk innen und die Konzentration auf Finger, Töne oder taktile Reize außen, wird als *»duale Aufmerksamkeit«* in der Literatur benannt. Für mich geht es aber um weit mehr!

Nach einer Stimulationsfrequenz von ca. 40 Stimuli (Augenbewegungen, Tapping usw.) sage ich als EMDR-Therapeut: »Tief durchatmen, Bild ausblenden, was ist jetzt?«, und senke meine Finger. Der Klient schaut mich an, sagt ein, zwei Sätze, und ich sage: »Bleiben Sie dabei!« Das ist auch duale Aufmerksamkeit: Aussteigen aus dem Traumanetzwerk der Vergangenheit und Wechseln in das Gegenwartsnetzwerk – eine hilfreiche, ressourcenvolle Nähebeziehung zwischen Klient und Therapeut. Ich würde das bisherige Verständnis der dualen Aufmerksamkeit bei der Stimulation um folgendes Schlüsselelement ergänzen: Die Fähigkeit des Klienten, sich gleichzeitig der gegenwärtigen Sicherheit, der positiven persönlichen Qualitäten und Stärken bewusst zu sein, während er auf störendes, traumatisches Erinnerungsmaterial zugreift. Die bilaterale Stimulation (BLS) ist eines der entscheidenden Merkmale des EMDR-Ansatzes, daneben das gesteuerte Eintauchen in die Vergangenheitsnetzwerke versus sichere Gegenwart in Beziehung zu einem wohlwollenden Therapeuten. Dafür, die Integration impliziter Erinnerungen ins autobiografische Gedächtnis zu erreichen, ist

> »ein dualer Fokus der Aufmerksamkeit das zentrale Element. Es ist ein anspruchsvoller und aktiver Prozess, zur gleichen Zeit das Vergangene ebenso zu erleben wie sich selbst in der Gegenwart, in der das Vergangene wiedererlebt wird. Jedoch scheint es genau diese simultane Aktivierung von früheren und gegenwärtigen Erfahrungen zu sein, die zu einer integrierenden Neuabspeicherung in den Hippocampi führt« (Harrer u. Weiss, 2016, S. 155).

Der Therapeut fungiert als ein achtsamer, wohlwollender Begleiter, der versucht, für den Klienten die Balance zwischen Problemaktualisierung und einer korrigierenden Neuerfahrung zu halten, und so stellt er (der Therapeut) bei der Aktualisierung genau das zur Verfügung, was ihm (dem Klienten) in der Vergangenheit gefehlt hat – eine sichere Position außerhalb des Traumas. Neurobiologisch gesehen gehe es darum, Neuronen der ursprünglichen Situation mit solchen der neuen, korrigierenden Erfahrung gemeinsam zum Feuern zu bringen, was zur Neuabspeicherung, zur Rekonsolidierung führt.

Lassen Sie uns diesen Moment der geteilten Aufmerksamkeit genauer betrachten.

Was genau passiert im Moment der doppelten Aufmerksamkeit?

Stellen Sie sich einen Klienten vor, der aus einem Moment der sicheren Gegenwart in Ihren Therapieraum in ein schmerzliches Traumanetzwerk von Gewalterinnerungen in der Kindheit wechselt und wieder zurück.

Im Zustand »Jetzt« synthetisiert der Klient verschiedene Dinge:

- Ich möchte an meinen schmerzlichen Erinnerungen arbeiten (Verlangen und Streben).
- Ich will das tun (Personifizierung).
- Im Hier und Jetzt bin ich hier sicher und spüre Unterstützung (Präsentifikation).
- Ich weiß, dass es mir passiert ist (Realisation).

Im Zustand »Damals« ist nichts mehr davon spürbar: Das Trauma ist nicht vergangen, sondern wird erlebt, als geschähe es jetzt. Je größer der Grad der Dissoziation, umso weniger Personifikation/Realisation (»Es ist nicht mir passiert, sondern irgendjemandem«) und Mangel an Präsentifikation (»Es geht immer weiter, hört nie auf«). Das ist die Traumasynthese – ein traumatisiertes, kindliches dissoziiertes Agens ist jetzt auf der Bühne, und der ANP des Jetzt-Zustandes wäre verschwunden. Wir müssten nun Techniken zur Reorientierung (Verstörtechniken) einsetzten, um den Klienten wieder ins Hier und Jetzt zu holen. Was brauchen wir, damit das nicht passiert?

Wir müssen den Klienten unterstützen, auch beim Kontakt mit dem Traumanetzwerk in einer erlebenden Position (Traumanetzwerk: »Mein Vater missbraucht mich, ich erlebe es noch einmal«) und gleichzeitig in einer inneren Beobachterposition (»Ich beobachte, wie mein jüngeres Ich missbraucht wird«) zu bleiben. Deshalb sagen die EMDR-Therapeuten: »Betrachten Sie die Ereignisse wie einen Film, der vor Ihrem inneren Auge abläuft«; und in der hypnotherapeutischen Teiletherapie »Wenn wir (Sie als erwachsene Person von heute) jetzt auf der Zeitlinie zurückreisen, werden Sie nicht jünger, Sie bleiben so alt, wie Sie heute sind.« Das ist ein Stück Personifikation und Realisation, das ich bei der Traumkonfrontation brauche, sonst wird es nicht klappen – eine weitere Form dualer Aufmerksamkeit.

8.2 Duale Aufmerksamkeit in der Teiletherapie – das »Verhäkerln« von Mustern

Wie wir aus der Gedächtnisforschung wissen, verdankt die Bildung von Gedächtnis sich zwei unterscheidbaren Teilprozessen: der »Enkodierung«, also dem »Lernen« von zu speichernden Informationen, und der darauffolgenden »Konsolidierung« der frischen Gedächtnisspuren im Gedächtnis. Der Abruf (recall) als letzte Phase der deklarativen Gedächtnisbildung stellt die aktive und erfolgreiche Reproduktion von zuvor gespeicherten Informationen dar. Konsolidierte Informationen werden dazu reaktiviert und erneut bewusst verarbeitet. Hierbei werden die Informationen unumgänglich wieder anfällig für Interferenz, was ihre Sensibilität für fehlerhafte Wiedereinspeicherung erhöht.

> »Der Abruf von Information ist nicht mit einer bloßen Replikation des enkodierten Materials gleichzusetzen. Stattdessen unterliegt die abgespeicherte Information sowohl durch die fortlaufende Aufnahme neuen Materials als auch durch die spezifischen Bedingungen der jeweiligen Abrufsituationen ständigen Veränderungen« (Markowitsch u. Borsutzky 2003, S. 9).

Diese speziellen Bedingungen der »jeweiligen Abrufsituationen« (ebd.) wollen wir uns nun zunutze machen. Wenn wir von der Idee ausgehen, dass simultan aktivierte neuronale Netzwerke, die in den Arbeitsspeicher geladen werden, sich nach der hebbschen Regel verbinden (»What fires together, wires together«), dann können wir sagen: Wenn ich ein Traumanetzwerk in der Therapiesituation aktiviere, dann verbindet es sich mit der Abrufsituation. Diese Abrufsituation ist der sichere Ort und die sichere Bindung in der Therapie und wird in der Rekonsolidierungsphase zusammen mit dem Traumanetzwerk abgespeichert und verändert so die Traumaerinnerung.

Erstmalig bin ich 2006 bei Eschenröder auf diesen Sachverhalt gestoßen, er schreibt:

> »Der Problemzustand wird aktiviert (durch reale Konfrontation oder durch Vorstellung der Problemsituation und der damit verbundenen Gedanken, Gefühle und körperlichen Reaktionen); gleichzeitig wird ein damit inkompatibler neutraler oder positiver Zustand hervorgerufen: Die Intensität der belastenden Gefühle wird durch die wiederholte Kopplung der unvereinbaren Zustände geschwächt« (Eschenröder 2006, S. 179).

Diese Musterunterbrechung durch reziproke Hemmung war bisher für mich die theoretische Erklärung für die Wirkungsweise mehrerer hypnotherapeutischer Techniken: für die verschiedenen Brückentechniken (z. B. Affektbrücke nach John Watkins) und die Reise auf der

Timeline zurück mit dem »Memory Train«. Hierbei reist der Erwachsene im Bewusstseinszustand von heute (ressourcenreiches Gegenwartsnetzwerk) zurück in die Vergangenheit (Problem- oder Traumanetzwerk) – so entsteht die von Eschenröder postulierte Kopplung.

Aufbauend auf Gunther Schmidts Ideen zu Kommunikation und Verhalten in Beratungs- und Therapiesystemen, die das Ziel haben, das Problemerleben des Klienten in seiner Sinnstruktur zu verändern, hatte ich mich schon 2012 mit der oben beschriebenen Musterunterbrechung beschäftigt.

> »In der systemischen Therapie gehen wir davon aus, dass jede uns umgebende Realität einer subjektiven Konstruktion entspringt und ein Problem der Ausdruck von ungünstig wirkenden individuellen und interaktionellen Realitätskonstruktionen in bestimmten Kontexten ist. Ziel der Therapie ist eine Veränderung der Beschreibung eines Problems durch Unterschiedsbildung – und damit der Veränderung der Wirklichkeit« (Peichl 2012, S. 198).

Schmidt geht in seinem Kommunikationsmodell von Musterbildungen im Verhalten und Erleben des Klienten aus, welche sich größtenteils auf einer unbewussten und unwillkürlichen Ebene vollziehen (2013, S. 44 ff.).[34]

An diese Muster gilt es aus der Sicht Schmidts anzuknüpfen, indem auf einer kommunikativen Ebene eine Unterschiedsbildung generiert wird – der Tradition von Bateson folgend, der für diese Unterschiedsbildung den Begriff der Information einführte: »Information ist ein Unterschied, der einen Unterschied ausmacht« (Bateson, 1981 S. 582). Die Art und Weise, diese Informationen in die problemorientierten Erlebens- und Handlungsmuster des Klienten einzubinden, sodass hilfreiche Lösungsmuster entstehen, bezeichnet Schmidt etwas poetisch als das »Verhäkeln«, »Enthäkeln« und »Neuverhäkeln« von »Muster-Geweben« (Schmidt 2005, S. 68).

34 Beck (1992, S. 43) fand für die Musterbildung den Begriff des Schemas.

9 Die Verbindung zwischen Defaultmodus-Netzwerk und Wirkfaktoren

Stichworte: Das Defaultmodus-Netzwerk und seine Bedeutung für Ordnung und Chaos im Gehirn. Zunahme an Entropie bedeutet die Möglichkeit der kreativen Neuvernetzung von verfestigten Schemata und Abnahme von Ich-Bezogenheit – ist das ein genereller Wirkfaktor in der Hypnotherapie?

In diesem letzten Kapitel geht es um eine sehr generelle und neurobiologisch fundierte Betrachtung unseres Themas »Wirkfaktoren in der Hypnotherapie«. Es geht um die Frage, welcher state of mind des menschlichen Gehirns die Wahrscheinlichkeit fördert und welcher sie verringert, dass unproduktive, alte Muster/Schemata aufgegeben und neue, zielführende Lösungen unterstützt werden. Dafür steige ich in einen Themenbereich ein, der vielen von Ihnen vermutlich noch nicht so vertraut sein dürfte. Lassen Sie sich überraschen!

9.1 Was ist das Default-Mode-Netzwerk?

Das Default-Mode-Network, kurz DMN (übersetzbar mit »Ruhemodus-Netzwerk«) im menschlichen Gehirn vernetzt eine Gruppe weit verteilter Gehirnregionen im parietalen, temporalen und frontalen Kortex. Diese Regionen zeigen häufig eine verringerte Aktivität bei aufmerksamkeitsintensiven Aufgaben, erhöhen aber ihre Aktivität bei verschiedenen Formen komplexer Kognition, von denen viele mit dem Gedächtnis oder abstraktem Denken verbunden sind. Das bedeutet: Wenn sich Menschen spezifischen Aufgaben zuwenden, kommt es zu einer anderen Gehirnaktivität als im Ruhezustand, der durch Tagträume, lose Assoziationen und abschweifende Gedanken charakterisiert ist. Die Hirnforschung widmete sich in den letzten Jahren der Verbindung zwischen DMN und Gedächtnis, das ist der Punkt, der uns Hypnotherapeuten interessieren dürfte.

> »Diese Forscher fanden heraus, dass die DMN-Aktivität zunimmt, wenn Teilnehmer über sich selbst nachdenken oder sich mit bestimmten Arten sozialer Kognition beschäftigen. Das DMN war auch aktiv bei Vorstellung von Ereignissen in der Zukunft oder Vergangenheit – Zustände, bekannt als mentale Zeitreise – und bei der Szenenkonstruktion – der

> Fähigkeit, eine räumliche Szene in der Vorstellung zu erschaffen« (Smallwood et al. 2021).

In unserem Zusammenhang ist wichtig: Studien haben gezeigt, dass spontan selbst erzeugte Gedankenmuster und die Konzentration auf das Selbst und andere Menschen oder episodische Repräsentationen von Ereignissen aus der Vergangenheit, dass all das das DMN aktiviert. Diese Art von Erfahrung ist häufig während wacher Ruhephasen im PET-Scan nachzuweisen, und die Erfahrungen nehmen an Häufigkeit ab, wenn das Individuum externe Aufgaben mit steigenden Anforderungen lösen muss. Diese zusammenhängende Gruppe von Hirnstrukturen, die man heute das Default-Mode-Netzwerk nennt, umfasst eine noch nicht genau umschriebene Anzahl von Hirnbezirken. Es ist ein relativ neues Konzept, an dem heftig geforscht wird, aber im Allgemeinen gehören zum DMN der mediale präfrontale Kortex, der posteriore cinguläre Kortex und der inferiore parietale Lobulus. Daneben interessiert sich die Hirnforschung auch für den mittleren Temporallappen und vor allem für den Precuneus. Dieser spielt eine wichtige Rolle bei visueller Kognition und Aufmerksamkeitsprozessen. Eine zentrale Rolle wird ihm bei der visuellen Vorstellung zugeschrieben, und als Teil des DMN ist er für den Abruf episodischer, insbesondere autobiografischer Gedächtnisinhalte von Bedeutung.

Das alles hätte mich als Hypnotherapeuten weiter ruhig schlafen lassen, hätte ich nicht auf dem Online-Kongress über »Ketamin-Therapie« am 13.10.2021 einen Vortrag von Dirk Revenstorf mit dem Titel: »Ich-Losigkeit durch Hypnose und psychoaktive Substanzen« gehört, der mich gehörig elektrisiert hat. Er sprach darin auch über das DMN und ordnete ihm das bewusste, explizite Selbst (»So bin ich«) zu und die Eigenschaften der Selbstreflexion, der Sinn- und Bedeutungsgebung und der Zielorientierung. Seine Argumentationslinie nutzt Arbeiten des Neurowissenschaftlers Robin Carhart-Harris, der in seinen Veröffentlichungen (2018; Carhart-Harris et al. 2014) ein Modell des menschlichen Bewusstseins (»Entropic Brain Hypothesis«) darlegt, das auf der Forschung von Carhart-Harris und seinem Team zur Bildgebung des Gehirns bei Psilocybingabe – Psilocybin ist der wichtigste psychoaktive Inhaltsstoff in nichtmuskarinischen halluzinogenen Pilzen – basiert.

Entropie ist ein Fachbegriff, den Sie alle aus der Physik, insbesondere dem zweiten Hauptsatz der Thermodynamik, kennen und der besagt, dass in einem geschlossenen System (aus dem keine Materie oder Energie austritt) die Strukturen allmählich immer ungeordneter werden, bis ein Gleichgewicht erreicht ist. In einem etwas verallgemeinerten Sinne ist Entropie ein Maß für Struktur und Ordnung: Das aus Ziegeln gebaute Haus ist ein Zustand mit niedriger Entropie, der große Haufen von Zielsteinen, der dazu nötig war, ist ein Beispiel für hohe Entropie. Das Aufeinanderschichten und Stapeln dieser Ziegel zu einer Ordnung würde die Entropie der Steine verringern.

Ziel unseres Gehirns ist es, aus der Flut von Informationen, die von innen und von außen kommen, die herauszufiltern, die notwendig zum Überleben sind, um Komplexität zu reduzieren. Die Entropie nimmt so im System ab, und es bilden sich Ordnung und Struktur. Und der Preis: Potenzielle Möglichkeiten und Alternativen des Denkens, Fühlens und Handelns gehen verloren.

> »Die entropische Gehirnhypothese ist ein Modell der Gehirnfunktion, das einen Zusammenhang zwischen der Gesamtentropie im Gehirn und langfristigen psychologischen Zuständen, insbesondere pathologischen Zuständen wie Schizophrenie und Zwangsstörungen (OCD), herstellt. Das menschliche Gehirn tendiert dazu, knapp unterhalb eines kritischen Zustands zu arbeiten. Kritikalität ist ein Zustand komplexen Verhaltens in einem System zwischen reiner Ordnung und reinen Zufallszuständen. Mit anderen Worten: Unser Gehirn ist gerade geordnet genug, um die Dinge zu tun, die wir regelmäßig tun müssen (im Alltag manifestiert sich dies gewöhnlich als unsere Gewohnheiten), und gleichzeitig flexibel genug, um die Realität zu testen. Das heißt, dass es durch Rückmeldungen aus der Außenwelt auf neue, neuartige Situationen reagieren kann.«[35]

Steven Osborne von Mind Foundation beschreibt in seinem Blog zwei Hauptnetzwerke im Gehirn, die diese Aufgaben erfüllen: das aufgabenpositive Netzwerk (task-positive network = TPN), das mit Aktivität und Aktion verbunden ist (Revenstorf nannte es das exekutive Netzwerk), und das Default-Mode-Netzwerk (DMN), das mit Ruhezuständen und der Aufrechterhaltung eines kohärenten Ichs oder Selbstgefühls verbunden ist, wenn keine aktiven Aufgaben anstehen.

35 Verfügbar unter: https://mind-foundation.org/entropy/ [10.02.2023].

9.2 Weniger Ich-Bezogenheit und mehr Entropie

In der Veröffentlichung von Robin Carhart-Harris und Kollegen aus dem Jahre 2014 findet sich eine Abbildung, die spontan mein Interesse weckte und bezüglich des Themas »Was wirkt denn da?« interessant ist. Ich werde versuchen, die darin gemachte Aussage zu beschreiben, und füge eine Abbildung ein, in der ich das Ergebnis aus meiner Sicht darstelle.

Die Originalabbildung zeigt ein Kontinuum als ein umgedrehtes U, am linken Pol befinden sich Zustände von hoher Entropie, damit große Unordnung und flexible Zustände im Gehirn. Auf der rechten Seite finden wir entsprechend niedrige Entropie: wenig Unordnung, aber rigide Zustände im Gehirn. Diese zwei Seiten (Entropie links und Ordnung rechts) wurden von Revenstorf im Vortrag 2021 Zustandsformen von menschlichem Bewusstsein zugeordnet, die ich in Abbildung 5 veranschauliche.

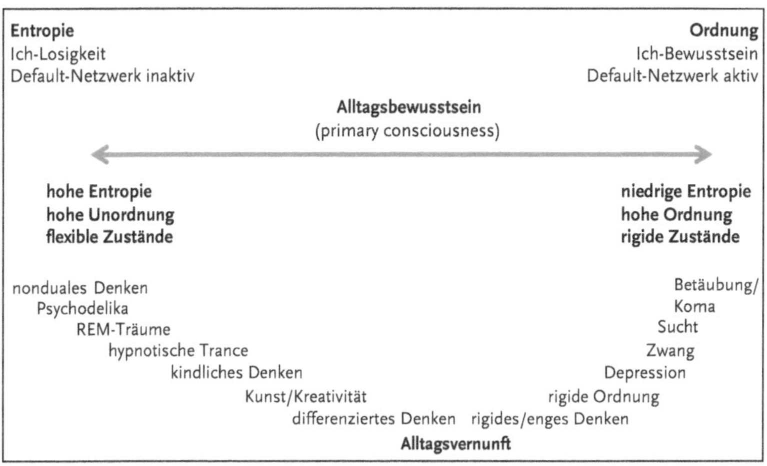

Abb. 5: Entropie und Default-Netzwerk (nach Carhart-Harris et al. 2014)

Was bedeutet das alles für die Fragestellung dieses Buches?

Das Schlagwort dafür heißt: *Ich-Bezogenheit.* Normalerweise ist das Verhältnis von Struktur und Flexibilität der mentalen Strukturen im Alltagsbewusstsein leicht zum Pol der Struktur, der niedrigeren Entropie, verschoben. Über das aktivierte DMN neigen wir in Ruhe zu schweifenden Gedanken, Selbstreflexion, Tagträumen, die um das eigene Ich kreisen. Diese Rumination von Konflikten und Problemen und die Selbstbeschäftigung erhöhen die Ich-Bezogenheit. Zum Teil kann die Ich-Bezogenheit in Krankheitsbilder wie Depression, Zwangsgedanken und Süchte münden (siehe Abbildung 5). Dafür, unsere kreativen Potenziale zu erweitern, braucht es Maßnahmen zur Dämpfung des Ruhenetzwerkes (DMN), d. h. eine Zunahme von Entropie und damit höhere Unordnung. Das wird aber Menschen, die zu Struktur und verlässlichen Denkmustern neigen, erst mal verunsichern. Der Clou ist aber nun, dass wir davon ausgehen, dass die höhere Unordnung die Chance bietet, rigide Muster durch neu gestaltete, flexiblere Muster zu ersetzen. Dirk Revenstorf meinte in seinem Vortrag:[36] Ist die Ich-Bezogenheit zu stark, dann resultieren daraus Rigidität, Sucht, Zwang und Depression. Dann wäre es gut, sich nach oben hin zu öffnen, zu mehr Entropie, zu mehr Chaos im Gehirn. Aber auch Kunst, kindliches Denken, hypnotische Trance, Drogengebrauch bis hin zur Auflösung des dualen Denkens, wie im Buddhismus, ist in diesem Entropie-Bereich angesiedelt.

Zu alldem können wir in der hypnotherapeutischen Teiletherapie beitragen. Durch diesen Ansatz fördern wir differenziertes Denken, arbeiten mit inneren Anteilen, die zum Teil im kindlichen Denken verfangen sind, und nutzen Kunst/Kreativität und vor allem hypnotische Trance, um dem rigiden, eingeengten Denken etwas Neues entgegenzusetzen. Wie in dem Kapitel über die »Kohärenztherapie« schon von mir beschrieben, gelingt das nachweislich in einem therapeutischen Kontext und braucht vielleicht keine Verabreichung von Ketamin oder anderen psychoreaktiven Substanzen.

Zusammenfassung: Wenn man es ganz allgemein als einen generellen Wirkfaktor in der Therapie formulieren will: Wir müssen erreichen, dass die Alltagsfunktionen unseres Denkens, die als neuronale Netzwerke fest verdrahtet sind und unser Ich-Bewusstsein und unsere Rationalität bestimmen, sich für eine erlebbare Zeit lockern oder gar auflösen. Dadurch entsteht ein Freiraum, die Dinge neu zu sehen und Zusammenhänge neu zu verknüpfen. Aus systemischer Sicht (siehe Kap. 3) streben wir einen Lösungszustand an, in dem festgefügte Assoziationen gelockert werden und sich neu verknüpfen. Wir nennen das: Neuordnung durch Fluktuation.

36 Zitat nach meiner Mitschrift.

Ausblick

Dirk Revenstorf meinte in einem Vortrag, dass Neuordnung durch Fluktuation nur in tiefer Trance oder mittels psychedelischer Substanzen möglich sei. Ich bin mir da nicht so sicher, denn die Konzepte der Kohärenztherapie machen Zustandsauflösungen und Neuverknüpfungen auch im therapeutischen Prozess möglich. Ich bin nun ans Ende gelangt mit dem Versuch, jenseits der hilfreichen therapeutischen Beziehung nach Wirkfaktoren zu suchen, die erklären können, warum manche Therapien erfolgreicher sind als andere. Eines habe ich beim Schreiben dieses Buches gelernt: Es braucht noch viel Forschung dafür, diese generellen Wirkfaktoren in der Psychotherapie zu überprüfen und abzusichern.

Literatur

Aldrich, C. (1931/2014): The primitive mind and modern civilization. London (Routledge).

Alexander, F. u. T. M. French (1946): Psychoanalytische Therapie. New York (Ronald).

Baldwin, S. A. a. Z. Imel (2013): Therapist effects. In: M. J. Lambert (ed.): Bergin and Garfield's handbook of psychotherapy and behavioral change. New York (Wiley), 6th ed., pp. 258–297.

Balint, M. (1968): The basic fault: Therapeutic aspects of regression. London (Tavistock).

Bateson, G. (1981): Ökologie des Geistes. Anthropologische, psychologische, biologische und epistemologische Perspektiven. Frankfurt a. M. (Suhrkamp).

Beck, A. (1992): Kognitive Therapie der Depression. Weinheim (Psychologie Verlags Union), 3. Aufl.

Björkstrand, J., T. Agren, A. Frick, J. Engman, E. M. Larsson, T. Furmark a. M. Fredrikson (2015): Disruption of memory reconsolidation erases a fear memory trace in the human amygdala: An 18 month followup. *PLOS One* 10 (7). Verfügbar unter: https://journals.plos.org/plosone/article?id=10.1371/journal.pone.0129393 [6.2.2023].

Bohart, A. a. K. Tallman (2010): Clients: The neglected common factor. In: B. Duncan, S. Miller, B. Wampold a. M. Hubble (eds.): The heart and soul of change: Delivering what works. Washington, DC (American Psychological Association), 2nd ed., pp. 83–112.

Bushmann, B. J. (2002): Does venting anger feed or extinguish the flame? Catharsis, rumination, distraction, anger, and aggressive responding. *Personalty and Social Psychology Bulletin* 28: 724–731.

Carhart-Harris, R. (2018): The entropic brain – revisited. *Review Neuropharmacology* 142: 167–178.

Carhart-Harris, R., R. Leech, P. J. Hellyer, M. Shanahan, A. Feilding, E. Tagliazucchi, D. R. Chialvo a. D. Nutt (2014): The entropic brain: A theory of conscious states informed by neuroimaging research with psychedelic drugs. *Frontiers in Human Neuroscience* 8. Verfügbar unter: https://www.frontiersin.org/articles/10.3389/fnhum.2014.00020/full [06.02.2023].

Colombetti, G. (2014): The feeling body: Affective science meets the enactive mind. Cambridge, MA (MIT).

Crits-Christoph, P., M. Connolly Gibbons a. D. Mukherjee (2013): Psychotherapy process-outcome research. In: M. J. Lambert (ed.): Bergin and Garfield's handbook of psychotherapy and behavioral change. New York (Wiley), 6th ed., pp. 298–340.

Dahlitz, M. (2013): Integrating two theoretical approaches. Neuropsychotherapy & coherence therapy. *The Neuro-psychotherapist* 1 (3): 80–89.

Duncan, B. (2013): The heart and soul of change: Getting better at what we do. *The Iowa Psychologist*: 4–5.

Eberwein, W. (2013): Moderne Hypnotherapie: Im Dialog mit dem Unbewussten. *Deutsches Ärzteblatt PP* 12: 356.

Ecker, B. (2018): Clinical translation of memory reconsolidation research: Therapeutic methodology for transformational change by erasing implicit emotional learnings driving symptom production. *International Journal of Neuropsychotherapy* 6 (1): 1–92.

Ecker, B. a. L. Hulley (1996): Depth oriented brief therapy: How to be brief when you were trained to be deep – and vice versa. New York (Wiley).

Ecker, B. u. L. Hulley (1996): Tiefenorientierte Kurztherapie: Wie man kurz ist, wenn man trainiert wurde, tief zu sein – und umgekehrt. San Francisco (Jossey-Bass).

Ecker, B. u. L. Hulley (2000): Die Reihenfolge bei klinischen »Störungen«: Symptomkohärenz in der tiefenorientierten Kurztherapie. In: R. A. Neimeyer, D. J. Raskin (eds.): Konstruktionen von Störungen: Bedeutungsbildende Rahmenbedingungen für die Psychotherapie. Washington, DC (American Psychological Association), pp. 63–89.

Ecker, B. u. L. Hulley (2005–2019): Kohärenztherapie. Übungshandbuch und Ausbildungsrichtlinien. New York (Coherence Psychology Institute, LLC).[37]

Ecker, B. a. L. Hulley (2011): Coherence therapy practice manual and training guide. New York (Coherence Psychology Institute, LLC).

Ecker, B a. L. Hulley (2019): Coherence therapy pratice manual and training guide. Oakland, CA (Coherence Psychology Institut, LLC), 8th ed.

Ecker, B. a. A. Vaz (2022): Memory reconsolidation and the crisis of mechanism in psychotherapy. *New Ideas in Psychology* 66. DOI: https://doi.org/10.1016/j.newideapsych.2022.100945.

Ecker, B., R. Ticic a. L. Hulley (2016): Der Schlüssel zum emotionalen Gehirn. Mit Gedächtnis-Rekonsolidierung die Ursachen von Symptomen beseitigen. Paderborn (Junfermann).

Erickson, M. (1958): Pediatric hypnotherapy. *American Journal of Clinical Hypnosis* 1: 25–29.

Erickson, M. H. (2018): Hypnotherapie in zwei Fällen von psychosomatischen Zahnproblemen. In: E. L. Rossi (Hrsg.): Gesammelte Schriften von Milton H. Erickson. Studienausgabe, Bd. 6: Innovative Hypnotherapie II. Heidelberg (Carl-Auer), S. 268–277.

37 Die verschiedenen Ausgaben/Auflagen werden im Text jeweils mit dem entsprechenden Datum zitiert. Verfügbar unter: https://coherencetherapy.org/resources/manual.htm [24.07.2023].

Eschenröder, C. (2006): Parallelen zwischen Energetischer Psychotherapie, Verhaltenstherapie und EMDR. In: M. Bohnen, C. Eschenröder u. C. Wilhelm-Gößling (Hrsg.): Energetische Psychotherapie – integrativ. Tübingen (DGVT), S. 101–128.

Ferenczi, S. (1980a): Counter-indications to the »active« psycho-analytic technique. In: J. Rickman (ed.): Further contributions to the theory and technique of psychoanalysis. New York (Bruner/Mazel), pp. 217–230. (Originalarbeit 1925.)

Ferenczi, S. (1980b): Psychoanalysis of sexual habits. In: J. Rickman (ed.): Further contributions to the theory and technique of psychoanalysis. New York (Bruner/Mazel), S. 259–297. (Originalarbeit 1925.)

Ferenczi, S. (1988): Clinical diary. Cambridge, MA (Harvard University Press).

Frank, J. D. a. J. B. Frank (1993): Persuasion and healing: A comparative study of psychology. Baltinore, MD (Johns Hopkins University Press), 3rd ed.

Freud, S. (1912): Zur Dynamik der Übertragung. *Zentralblatt für Psychoanalyse* 2 (4): 167–173.

Freud, S. u. J. Breuer (1990): Studien über Hysterie. Frankfurt a. M. (Fischer).

Gassman, D. a. K. Grawe (2006): General change mechanisms: The relation between problem activation and resource activation in successful and unsuccessful therapeutic interactions. *Clinical Psychology and Psychotherapy* 13: 1–11.

Grawe, K. (1995): Grundriss einer Allgemeinen Psychotherapie. *Psychotherapeut* 40: 130–145.

Grawe, K. (1997): Research-informed psychotherapy. *Psychotherapy Research* 7: 1–19.

Grawe, K. (1998): Psychologische Therapie. Göttingen (Hogrefe).

Grawe, K. (2004): Neuropsychotherapie. Göttingen (Hogrefe).

Grawe, K. (2005): »(Wie) kann Psychotherapie durch empirische Validierung wirksamer werden?« *Psychotherapeutenjournal* 1: 4–11.

Hardt, O., E. O. Einarsson a. K. Nader (2010): A bridge over troubled water: Reconsolidation as a link between cognitive and neuroscientific memory research traditions. *Annual Review of Psychology* 61: 141–167.

Harrer, M. E. (2008): Wirkkonzepte in der Hypnosepsychotherapie. *Imagination* 1: 5–37.

Harrer, M. E. u. H. Weiss (2016): Wirkfaktoren der Achtsamkeit: Wie sie die Psychotherapie verändern und bereichern. Stuttgart (Schattauer).

Hirsch, M. (1997): Schuld und Schuldgefühl. Göttingen (Vandenhoeck & Ruprecht).

Hofmann, A. (2006): EMDR. Therapie posttraumatischer Belastungssyndrome. Stuttgart (Georg Thieme).

Hofmann, A. (2010): Absorption technique. In: M. Luber (ed.): Eye movement desensitization (EMDR) scripted protocols: Special populations. New York (Springer), pp. 275–279.

Hubble, M. A., B. L. Duncan a. S. D. Miller (1999): The heart and soul of change – what works in therapy? Washington, DC (American Psychological Association).

Jung, C. G. (1925/1995): Analytische Psychologie. (Nach Aufzeichnungen eines Seminars 1925. Hrsg. v. William McGuire.) Solothurn/Düsseldorf (Walther).

Kachler, R. (2020): Die Therapie des Inneren Kindes. Stuttgart (Klett-Cotta).

Kohut, H. (1984): How does analysis cure? Chicago (University of Chicago Press).

Lambert, M. (2013): The efficacy and effectiveness of psychotherapy. In: M. J. Lambert (ed.): Bergin and Garfield's handbook of psychotherapy and behavior change. Hoboken, NJ (Wiley), 6th ed., pp. 169–218.

Lambert, M. J. u. M. Kleinstäuber (2016): Wenn sich Menschen ändern – Veränderungsprozesse in der Psychotherapie und ihre Beziehung zu spezifischen Therapietechniken und allgemeinen Wirkfaktoren. *Verhaltenstherapie* 26: 32–39.

Lane, R. D., L. Ryan, L. Nadel a. L. Greenberg (2015): Memory reconsolidation, emotional arousal, and the process of change in psychotherapy: New insights from brain science. *Behavioral and Brain Sciences*: 1–64.

LeDoux, J. (2001): Das Netz der Gefühle. Frankfurt a. M. (dtv).

Leeb, W., B. Trenkle u. M. Weckenmann (2011): Der Realitätenkellner: Hypnosystemische Konzepte in Beratung, Coaching und Supervision. Heidelberg (Carl-Auer), 2. Aufl. 2017.

Leeds, A. (1998): Protocol for installation of ressources. Köln (EMDR Institut Arne Hofmann).

Leichsenring, F. a. S. Rabung (2008): Effectiveness of long-term psychodynamic psychotherapy: A meta-analysis. *The journal of the American Medical Association (JAMA)* 300 (13): 1551–1565.

Leutner, S. u. E. Cronauer (2022): Traumatherapie-Kompass. Göttingen (Vandenhoeck & Ruprecht).

Luborsky, L. (1984): Principles of psychoanalytic psychotherapy: A manual for supportive-expressive treatment. New York (Basic Books).

Markowitsch, H. J. u. S. Borsutzky (2003): Gedächtnis und Hippocampus des Menschen. *Neurologische Rehabilitation* 9 (1): 1–14.

Metzinger, T. (2009): Der Ego-Tunnel: Eine neue Philosophie des Selbst: Von der Hirnforschung zur Bewusstseinsethik. Berlin (Berlin Verlag) (Piper 2014).

Nardone, G. (2007): Pirouetten im Supermarkt. Strategische Interventionen für Therapie und Selbsthilfe. Heidelberg (Carl-Auer), 4. Aufl. 2021.

Nardone, G. u. P. Watzlawick (1990): L'arte del cambiamento. Firenze (Ponte alle Grazie). [dt. (1994): Irrwege, Umwege und Auswege. Zur Therapie versuchter Lösungen. Bern (Huber).]

Nijenhuis, E. (2015): The trinity of trauma: Ignorance, fragility, and control. Volume I: The evolving concept of trauma. Göttingen (Vandenhoeck & Ruprecht).

Nijenhuis, E. (2015): The trinity of trauma: Ignorance, fragility, and control. Volume II: The concept and facts of dissociation in trauma. Göttingen (Vandenhoeck & Ruprecht). [dt.: Nijenhuis, E. (2018): Die Trauma-Trinität: Ignoranz – Fragilität – Kontrolle. Enaktive Traumatherapie. Göttingen (Vandenhoeck & Ruprecht).]

Nijenhuis, E. (2022): Was sind dissoziative Agens (Handelnde). Video 3-e-Akademie

Orlinsky, D., K. Grawe a. B. Parks (1994): Process and outcome in psychotherapy. In: A. E. Bergin a. S. L. Garfield (eds.): Handbook of psychotherapy and behavior change. New York (Wiley), 4th ed., pp. 270–376.

Pedreira, M. E., L. M. Pérez-Cuesta a. H. Maldonado (2002): Reactivation and reconsolidation of long-term memory in the crab Chasmagnathus: Protein synthesis requirement and mediation by NMDA-type glutamatergic receptors. *Journal of Neuroscience* 22: 8305–8311.

Peichl, J. (2012): Hypnoanalytische Teilearbeit. Stuttgart (Klett-Cotta).

Peichl, J. (2013): Innere Kritiker, Verfolger und Zerstörer. Praxishandbuch zur Arbeit mit Täterintrojekten. Stuttgart (Klett-Cotta).

Peichl, J. (2023): Ego-States, Seiten, Parts & Co.: Modelle der Teiletherapien. Stuttgart (Klett-Cotta).

Pfammatter, M. u. W. Tschacher (2012): Wirkfaktoren der Psychotherapie – Eine Übersicht und Standortbestimmung. *Zeitschrift für Psychiatrie, Psychologie und Psychotherapie* 1: 67–76.

Pfammatter, M., U. M. Junghan u. W. Tschacher (2012): Allgemeine Wirkfaktoren der Psychotherapie: Konzepte, Widersprüche und eine Synthese. *Psychotherapie* 17 (1): 17–31.

Rachman, A. W. (2007): Sandor Ferenczi's contributions to the evolution of psychoanalysis. *Psychoanalytic Psychologie* 24: 74–96. Verfügbar unter: https://www.alsf-chile.org/Indepsi/Articulos/Revisiones/Sandor-Ferenczi-contributions-to-the-evolution-of-psychoanalysis.pdf [10.02.2023].

Reiter, L., E. J. Brunner u. S. Reiter-Theil (Hrsg.) (1997): Von der Familientherapie zur systemischen Perspektive. Berlin (Springer), 2., vollst. überarb. Aufl.

Riccio, D. C., P. M. Millin a. A. R. Bogart (2006): Reconsolidation: A brief history, a retrieval view, and some recent issues. *Learning & Memory* 13: 536–544.

Rogers C. R. (1959): A theory of therapy, personality, and interpersonal relationships as developed in the client-centered framework. In S. Koch (Ed.), Psychology: A study of science, Vol. 3 (). New York (McGraw Hill), pp. 184–256.

Rossi, E. L. (1986): The psychobiology of mind-body healing: New Concepts of therapeutic hypnosis. New York (W. W. Norton).

Rossi, E. L. (Hrsg.) (1998): Gesammelte Schriften von Milton H. Erickson. Band 6. Innovative Hypnotherapie II. Heidelberg (Carl-Auer).

Roth, G. (1992): Das konstruktive Gehirn. Neurobiologische Grundlagen von Wahrnehmung und Erkenntnis. In: S. J. Schmidt (Hrsg.): Kognition und Gesellschaft. Der Diskurs des Radikalen Konstruktivismus 2. Frankfurt a. M. (Suhrkamp), S. 277–336.

Ryan, L., S. Hoscheidt a. L. Nadel (2008): Perspectives on episodic and semantic memory retrieval. In: E. Dere, A. Easton, J. Huston a. L. Nadel (eds.): Handbook of episodic memory. (Handbook of behavioral neuroscience.) Amsterdam (Elsevier), pp. 5–18.

Sachse, R., O. Püschel, J. Fasbender u. J. Breil (2008): Klärungsorientierte Schemabearbeitung – Dysfunktionale Schemata effektiv verändern. Göttingen (Hogrefe).

Schmidt, G. (2004): Liebesaffären zwischen Problem und Lösung. Hypnosystemisches Arbeiten in schwierigen Konntexten. Heidelberg (Carl-Auer), 9. Aufl. 2021.

Schmidt, G. (2005): Einführung in die hypnosystemische Therapie und Beratung. Heidelberg (Carl-Auer), 10. Aufl. 2022.

Schmidt, G. (2019): Grundkurs und Aufbaukurs Hypnosystemische Konzepte, Grundkurs im Rahmen des Metaforum Sommer Camps, 22. Juli–2. August 2019 in Abano, Italien. Müllheim (Auditorium Netzwerk).

Searles, H. F. (1975): The patient as therapist to his analyst. In: P. L. Giovacchini (ed.): Tactics and techniques in psychoanalytic therapy. Vol. 2: Countertransference. New York (Jason Aronson).

Searles, H. F. (1979): Countertransference and related subjects. New York (International Universities Press).

Shapiro, R. (2019): Ego-State-Interventionen leicht gemacht. Strategien für die Teilearbeit. Lichtenau (Probst), 2. Aufl.

Sharpless, B. A., J. P. Barber (2012): Corrective emotional experiences from a psychodynamic perspective. In: L. Castonguay a. C. E. Hill (eds.): Transformation in psychotherapy: Corrective experiences across cognitive behavioral, humanistic, and psychodynamic approaches. Washington, DC (American Psychological Association), pp. 31–50.

Shedler, J. (2010): The efficacy of psychodynamic psychotherapy. *American psychologist* 65 (2): 98.

Short, D. u. C. Weinspach (2007): Hoffnung und Resilienz. Therapeutische Strategien von Milton H. Erickson. Heidelberg (Carl-Auer), 3. Aufl. 2017.

Smallwood, J., B. Bernhardt, R. Leech a. D. Bzdok (2021): The default mode network in cognition: A topographical perspective. *Nature Reviews Neuroscience* 22 (8): 1–11.

Thomä, H. u. H. Kächele (1985): Psychoanalytische Therapie: Grundlagen. Berlin (Springer).

Toomey, B. a. B. Ecker (2009): Competing visions of the implications of neuroscience for psychotherapy. *Journal of Constructivist Psychology* 22 (2): 95–140.

Van der Hart, O., Nijenhuis, E., Steele K. (2008). Das verfolgte Selbst. Strukturelle Dissoziation und die Behandlung chronischer Traumatisierung. Paderborn (Junfermann).

Vaz, A. a. B. Ecker (2020): Memory reconsolidation in psychotherapy for severe perfectionism within borderline personality. *Journal for Clinical Psychology* : 1–12.

Walker, M. P., A. Brakefield, J. A. Hobson a. R. Stickgold (2003): Dissociable stages of human memory consolidation and reconsolidation. *Nature* 425: 616–620.

Winnicott, D. W. (1960): The maturational process and the facilitating environment. London (Hogarth).

Über den Autor

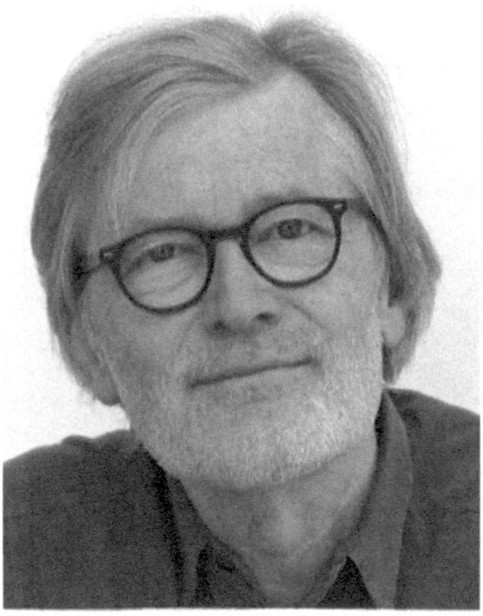

Jochen Peichl, Dr.; Facharzt für Psychotherapie und Psychosomatische Medizin, Psychiatrie und Neurologie; Weiterbildungen als Psychoanalytiker, Psychodrama- und Gruppentherapeut, in EMDR-Therapie, Ego-State-Therapie und Hypnotherapie. Nach Stationen als Leiter der Schlaf- und Traumforschung der Abteilung für Psychosomatik an der Universität München und als Oberarzt in der Klinik für Psychosomatik am Klinikum Nürnberg heute in eigener Kassenpraxis, als Trainer für Ego-State- und Traumatherapie sowie als Autor tätig. Autor mehrerer Bücher und Fachartikel zur Arbeit mit inneren Anteilen und zur Behandlung von Traumafolgestörungen. Gründer und Leiter des Instituts für hypnoanalytische Teilearbeit und Ego-State-Therapie. Arbeitsschwerpunkte: somatoforme Störungen, Borderline-Störungen, traumaassoziierte Störungen.